Ishfaq Hussain Nengroo
Syed Ashaq Hussain

Estudos sobre a doença de Johne em ovinos e caprinos

Ishfaq Hussain Nengroo
Syed Ashaq Hussain

Estudos sobre a doença de Johne em ovinos e caprinos

Estudos sobre a seroprevalência e os factores de risco de Mycobacterium avium subsp. paratuberculosis em ovinos e caprinos

ScienciaScripts

Imprint
Any brand names and product names mentioned in this book are subject to trademark, brand or patent protection and are trademarks or registered trademarks of their respective holders. The use of brand names, product names, common names, trade names, product descriptions etc. even without a particular marking in this work is in no way to be construed to mean that such names may be regarded as unrestricted in respect of trademark and brand protection legislation and could thus be used by anyone.

Cover image: www.ingimage.com

This book is a translation from the original published under ISBN 978-620-7-47441-7.

Publisher:
Sciencia Scripts
is a trademark of
Dodo Books Indian Ocean Ltd. and OmniScriptum S.R.L publishing group

120 High Road, East Finchley, London, N2 9ED, United Kingdom
Str. Armeneasca 28/1, office 1, Chisinau MD-2012, Republic of Moldova, Europe
Printed at: see last page
ISBN: 978-620-8-34182-4

RESUMO

Este estudo foi realizado para determinar a seroprevalência de *Mycobacterium avium* subsp. *paratuberculosis (MAP)* na população de ovinos e caprinos e para identificar os factores de risco associados à seroprevalência de MAP. A seroprevalência global da MAP em ovinos e caprinos utilizando o teste indiect-ELISA indígena foi de 47,26 %, sendo significativamente (p<0,05) mais elevada *nos* ovinos (52,5 %) do que *nos* caprinos (23,07 %). A seroprevalência não diferiu significativamente (p>0,05) em relação à idade, ao sexo e à raça dos animais estudados. Os factores de risco significativamente (P<0,05) associados à MAP foram o tamanho do bando, a presença de gado na exploração, o sistema de criação, o nível de educação do proprietário, a prática de quarentena e o pastoreio com outras espécies animais. A diarreia foi significativamente (p<0,05) associada à MAP apenas nos caprinos. Os factores de risco que não estavam significativamente (p>0,05) associados à ocorrência de MAP em ovinos e caprinos incluíam a transumância, sinais de emaciação, substituição na exploração, limpeza de compartimentos, contaminação da água ou dos alimentos com materiais fecais, separação de animais doentes, tratamento de animais suspeitos e fontes de água. A alimentação dos animais jovens com leite não pôde ser avaliada como fator de risco para a ocorrência de MAP no presente estudo, porque era praticada em todos os animais da amostra.

Palavras-chave: *Mycobacterium avium* subsp. *paratuberculosis*, Seroprevalência, i-ELISA, Factores de risco, Ovinos, Caprinos.

CONTEÚDOS

LISTA DE ABREVIATURAS

°C	:	Grau Celsius
AGID	:	Teste de imunodifusão em gel de ágar
BSA	:	Albumina de soro bovino
CD	:	Doença de Crohn
MAPA	:	Mycobacterium avium subsp.paratuberculosis
CFT	:	teste de fixação do complemento
ELISA	:	Ensaio de imunoabsorção enzimática ELISA
i- ELISA	:	Ensaio de imunoabsorção enzimática indireta
JD	:	Doença de Johne
LRIC	:	Centro de Investigação e Informação Pecuária
OD	:	Densidade ótica
OIE	:	Sistema Mundial de Informação sobre Saúde Animal
OU	:	Rácio de probabilidade
OPD	:	Di-hidrocloreto de O-fenileno diamina
PBS	:	Solução salina tamponada com fosfato
PBST	:	Solução salina tamponada com fosfato e Tween
qPCR	:	Reação em cadeia da polimerase quantitativa
sPPA.	:	antigénio protoplasmático semi-purificado sonicado
S/P	:	Amostra para positivo
TDW	:	Água triplamente destilada
TMAD	:	Trás-os-Montes e Alto Douro
ZN	:	Ziehl-Neelsen

Capítulo 1
INTRODUÇÃO

Os ovinos e os caprinos são espécies pecuárias importantes na Índia, principalmente devido aos seus curtos intervalos entre gerações e às suas taxas mais elevadas de prolificidade. São consideradas muito importantes pelo seu contributo para o desenvolvimento das populações rurais. As iniciativas locais para promover rótulos de qualidade e produtos inovadores para queijos, carne e fibras poderiam ajudar as cabras a manter um papel no desenvolvimento sustentável num ambiente ecológico em todo o mundo. Os ovinos e caprinos são propriedade de pequenos agricultores que fazem parte integrante do subsector da pecuária e contribuem para a subsistência e para a geração de rendimentos monetários (Ehuis *et al.*, 2000). As ovelhas, com a sua utilidade multifacetada para lã, carne, leite, peles e estrume, constituem uma componente importante da economia rural, particularmente nas zonas áridas, semi-áridas e montanhosas do país. As ovelhas têm um grande potencial para contribuir mais para os meios de subsistência das pessoas em sistemas de produção pecuária mista de pequena escala e com poucos factores de produção (Kosgey e Okeyo, 2007). A indústria caprina continua a crescer nos países em desenvolvimento e a ganhar aceitação nos tempos modernos em países com rendimentos mais elevados a moderados, porque os ovinos e caprinos são muito adaptáveis ao seu ambiente e têm múltiplos objectivos, incluindo fibra, leite e carne (Morand-Fehr *et al.*, 2004).

A paratuberculose (doença de Johne) é uma doença bacteriana crónica de importância global, principalmente em ruminantes domésticos e selvagens, causada por Mycobacterium avium subsp. paratuberculosis (MAP) (Windsor, 2014). Leva a uma diminuição significativa da produção, perda de peso e, por fim, à morte. A infeção em pequenos ruminantes é considerada de distribuição mundial, diagnosticada tanto em ovinos como em caprinos (Okwumabua *et al.*, 2010). A via mais comum de infeção é a fecal-oral. A infeção também pode ser disseminada por transmissão intra-uterina e transmamária (Lambeth *et al.*, 2004; Verin *et al.*, 2016). A via intratonsilar de infeção também pode ter um papel importante (Begg et al., 2005), embora seja pouco provável que tenha significado no processo de infeção natural, principalmente porque o grande número de bactérias que são ingeridas e engolidas supera largamente as que podem ficar alojadas na amígdala. A diarreia aquosa profusa não é uma caraterística comum da doença em ovinos e caprinos. Apesar da perda de peso, o apetite é frequentemente bom até o animal estar próximo da morte. A diarreia nos ovinos e caprinos com doença de Johne pode ser pastosa, intermitente, estar presente apenas no final ou estar completamente ausente. Assim, os pequenos ruminantes parecem atuar como reservatório de bactérias para o gado e mesmo para espécies selvagens não ruminantes, como roedores, lebres e raposas (Florou *et al.*, 2008). A doença causa graves perdas económicas aos criadores de ovinos sob a forma de redução do ganho de peso corporal, abate e má qualidade e quantidade de lã (Singh *et al.* 2014).

A doença manifesta-se como uma inflamação granulomatosa que envolve a mucosa intestinal e os gânglios linfáticos mesentéricos antes de envolver outros gânglios linfáticos (Rathnaiah *et al.*, 2017). É um exemplo clássico de uma enteropatia perdedora de proteínas, em que a inflamação da mucosa intestinal torna o epitélio absorvente incapaz de absorver adequadamente os nutrientes, permitindo a fuga de fluidos e nutrientes através das fezes (Sweeney, 2011), conduzindo a uma diarreia malabsortiva e secretora, que se manifesta clinicamente como diarreia em projétil nos bovinos ou fezes soltas em ovinos e caprinos. Os resultados desta situação são a redução do ganho de peso, da produção de leite, carne e lã, emaciação e edema submandibular nas fases terminais (McAloon *et al.*, 2016). As fezes dos animais infectados contaminam as pastagens, o solo e a água (Collins, 2003), seguindo-se uma persistência prolongada do organismo no ambiente devido à sua tolerância a condições ambientais adversas (Lovell *et al.*, 1944; Dhand *et al.*, 2009).

A paratuberculose ovina e caprina envolve lesões inflamatórias crónicas do intestino e dos órgãos linfóides, causadas principalmente por uma ou outra das estirpes "S" (ovinos), "C" (bovinos) ou "tipo Bison" de MAP (Windsor, 2014; Kumar *et al.*, 2010). Foram observadas três formas distintas de paratuberculose em ovinos: doença multibacilar, doença paucibacilar e infeção assintomática (Gillan *et al.*, 2010). As lesões multibacilares de enterite granulomatosa crónica e linfadenite (envolvendo particularmente os gânglios linfáticos mesentéricos) na paratuberculose são caracterizadas pela acumulação de macrófagos epitelióides contendo numerosos MAP na lâmina própria e na submucosa do intestino. As lesões paucibacilares são tipicamente de natureza mais linfocítica, sendo os MAP muito menos numerosos (Windsor, 2014). As lesões entéricas desenvolvem-se tipicamente no prazo de 6 a 12 meses após a deteção inicial da infeção por MAP e, embora alguns ovinos possam desenvolver lesões graves no prazo de 12 meses após a infeção, outros progridem de lesões ligeiras e paucibacilares para lesões graves e multibacilares a taxas variáveis, potencialmente flutuando em termos de gravidade ou do carácter do infiltrado inflamatório ao longo de um período de anos (Dennis *et al.*, 2011).

A deteção de animais infectados é um desafio devido ao desempenho relativamente fraco dos testes de diagnóstico na fase inicial e intermédia da infeção (Windsor, 2015). O teste de diagnóstico mais definitivo para a paratuberculose ovina e caprina é a avaliação post-mortem com confirmação histopatológica, procurando identificar as alterações anatómicas e patológicas caraterísticas de depleção das reservas de gordura, espessamento da parede intestinal e aumento dos linfáticos associados ao intestino, incluindo a presença dos chamados "cordões linfáticos" na superfície serosa do íleo e do ceco (Windsor, 2014).

A deteção da paratuberculose subclínica e clínica tem sido amplamente utilizada em vários testes serológicos, como o teste de fixação do complemento (CFT), o teste de imunodifusão em gel de ágar (AGID) e o ensaio de imunoabsorção enzimática (ELISA). Para identificar ovinos infectados sub clinicamente, o AGID e o ELISA são considerados mais sensíveis (Hilbink *et al.*, 1994). A sensibilidade e a especificidade do ELISA, utilizando a cultura como padrão de ouro, foram estimadas em 53,7 e 86,0%, respetivamente (Singh et al. 2008).

O potencial zoonótico da MAP foi sugerido com base na deteção de MAP no sangue ou nos tecidos das mucosas dos doentes com doença de Crohn e nas semelhanças entre a paratuberculose em ruminantes e a doença de Crohn em humanos (Sibartie *et al.*, 2010). Foram levantadas questões de saúde pública sobre a transmissão de MAP de animais para humanos através de produtos de origem animal (alimentos lácteos, carne e águas superficiais contaminadas) e o potencial para infeção subsequente e talvez a doença (Collins, 2003). O leite e os produtos lácteos são as principais fontes de transmissão da MAP aos seres humanos, uma vez que a MAP não é inactivada durante a pasteurização (Raguvanshi *et al.*, 2010; Singh *et al.*, 2016)

As três principais abordagens para erradicar ou reduzir os impactos da paratuberculose nas explorações de ovinos e caprinos são: introduzir alterações de gestão para diminuir a transmissão da MAP, aplicar práticas de teste e abate para eliminar as fontes de infeção e vacinar os animais de substituição para aumentar a sua resistência à infeção. É importante notar que a vacinação não previne a infeção, embora reduza significativamente a ocorrência de casos clínicos e a excreção de organismos dos animais infectados.

Existe muita literatura sobre a epidemiologia da MAP na região tropical da Índia (Singh *et al.*, 2014; Singh *et al.*, 2008). No entanto, os conhecimentos sobre a prevalência desta doença em ovinos e caprinos na Caxemira são limitados (Bhat *et al.*, 2020), tanto devido à falta de testes como de relatórios. As condições agroclimáticas do vale de Caxemira são diferentes das do continente tropical da Índia e, por conseguinte, há grandes probabilidades de a epidemiologia da doença ser diferente nesta região. A estimativa da sero-prevalência e a análise dos factores de risco da MAP no vale de Caxemira constituirão uma base para o estabelecimento de medidas de controlo desta doença. A cultura da MAP é considerada difícil, uma vez que a MAP tem um período de incubação muito longo. Para ultrapassar esta limitação, foi utilizado um kit ELISA (iELISA) para determinar a seroprevalência da MAP nos ovinos e caprinos.

Tendo em conta os pontos acima referidos, o estudo foi realizado com os seguintes objectivos

1. estudar a seroprevalência de *Mycobacterium .avium subsp. paratuberculosis* em ovinos e caprinos.
2. estudar os factores de risco de *Mycobacterium avium subsp.paratuberculosis* em ovinos e caprinos.

Capítulo 2
REVISÃO DA LITERATURA

A paratuberculose ou doença de Johne é uma doença com uma longa história. A doença "definhante ou consumptiva" foi registada pela primeira vez em 1807 em bovinos por Edward Skellet. H. A. Johne e L. Frothingham relataram inicialmente a doença na Alemanha em 1894. No entanto, só em 1910 é que F. W. Trowt cumpriu com êxito os postulados de Koch, cultivando M. paratuberculosis em laboratório e reproduzindo a doença em bovinos infectados experimentalmente (Chiodini *et al.*, 1984; Harding *et al.*, 1959). Bang (1906) confirmou a natureza não tuberculosa da bactéria e designou esta doença como doença de Jhone, mais tarde designada como pseudotuberculose.

2.1 Micro-organismos

Todas as espécies de micobactérias pertencem ao género Mycobacterium da família Mycobacteriace e da ordem Actinomycetales. As espécies Mycobacterium avium e Mycobacterium intracellulare estão intimamente relacionadas entre si, pertencendo a um grande grupo de organismos relacionados genotípica e fenotipicamente denominado complexo Mycobacterium avium-intracellulare (Hashizume *et al.*, 2012). O MAP é uma bactéria aeróbica, não móvel e de ácido rápido. Os membros do género Mycobacterium têm uma parede celular rica em lípidos e hidrofóbica, que é substancialmente mais espessa do que a maioria das outras bactérias (Ray e Ryan, 2003). A espessura e a composição gordurosa da parede celular tornam as micobactérias impermeáveis aos nutrientes hidrofílicos e resistem à interação com metais pesados, desinfectantes e antibióticos (Jarlier e Nikaido, 1994). A MAP depende de fontes externas de micobactina, uma molécula quelante de ferro, para o seu crescimento; uma caraterística que distingue a maioria das suas estirpes de outras micobactérias (Tortoli, 2003). Prefere um ambiente intracelular rico em ferro (Janagama *et al.*, 2010), cálcio e piruvato (De Juan *et al.*, 2006). Acredita-se que subsiste no ambiente em microfilmes como outras micobactérias (Chern *et al.*, 2015). Microscopicamente, o organismo é reconhecido em esfregaços corados como bacilos pequenos (0,5 × 1,5 µm), finos e fortemente ácido-rápidos que são geralmente encontrados em aglomerados resultantes de partes da mucosa intestinal onde o organismo se multiplicou. O MAP cresce em colónias circulares ásperas que atingem cerca de 1-2 mm de diâmetro e que são normalmente de cor esbranquiçada ou amarela, dependendo do meio de cultura (Rowe e Grant, 2006).

2.2 Diversidade de hospedeiros

A doença de Johne ocorre em todo o mundo e os ruminantes parecem ser o hospedeiro preferido ou natural da MAP, principalmente os ruminantes domésticos, como os bovinos, os ovinos e os caprinos, mas a doença nos ruminantes selvagens também está bem documentada, incluindo veados vermelhos (Cervus elaphus), corços (Capreolus capreolus), gamos (Dama dama), veados de cauda branca (Odocoileus virginianus), íbex alpino (Capra ibex) e búfalos ribeirinhos (Bubalus bubalis) (Chiodini *et al.*, 1983; Ferroglio *et al.*, 2000; Pavlik *et al.*, 2000; Yadav *et al.*, 2008; Sleeman *et al.*, 2009 e Stevenson *et al.*, 2019). Em animais não ruminantes, a MAP foi detectada pela primeira vez em coelhos selvagens (Oryctolagus cuniculus) na Escócia (Greig *et al.*, 1997; Greig *et al.*, 1999). Após esta descoberta, a investigação da presença deste agente patogénico foi alargada a outras espécies selvagens, primeiro em áreas com antecedentes de paratuberculose em gado, o que permitiu a deteção de MAP numa gama muito ampla de hospedeiros, incluindo o urso castanho (Ursus arctos), guaxinim (Procyon lotor), gambá (Didelphis virginiana), coiote (Canis latrans), raposa vermelha (Vulpes vulpes), arminho (Mustela erminea), doninha (Mustela nivalis), rato da madeira (Apodemus sylvaticus), texugo europeu (Meles meles), lebre (Lepus europaeus) e gralha (Corvus monedula) (Beard *et al.*, 1999; Beard *et al.*, 2001; Corn *et* al., 2005; Kopecna *et al.*, 2006; Anderson *et al.*, 2007 e Stevenson *et al.*, 2009).

2.3 Transmissão

A introdução da MAP numa população ocorre principalmente quando um animal infetado contamina o pasto com fezes que contêm bactérias viáveis. Normalmente, os animais são mais susceptíveis à infeção antes do nascimento (infeção pré-natal) ou logo após o nascimento (infeção pós-natal). A infeção pré-natal passa da mãe para a descendência através das barreiras uterinas e placentárias (Lambeth *et al.*, 2004), enquanto a via mais comum é a infeção pós-natal. O principal modo de infeção dos animais pós-desmame é através da ingestão de alimentos ou água contaminados com fezes de animais infectados (Lombard, 2011). Os animais expostos numa idade mais avançada ou expostos a uma dose muito pequena de bactérias numa idade jovem não são normalmente susceptíveis de desenvolver doença clínica até terem mais de 2 anos de idade (Fecteau *et al.*, 2010). Embora o trato gastrointestinal seja o principal local de infeção, alguns estudos demonstraram o organismo fora do trato gastrointestinal. O MAP foi isolado com sucesso do leite, colostro, sémen e placenta de animais infectados (Antognoli *et al.*, 2008; Carvalho *et al.*, 2009; Munster *et al.*, 2012). No entanto, a frequência da transmissão da doença através destas vias alternativas ainda não é clara. A transferência de embriões pode ser outro meio possível de transmissão.

A MAP escapa à temperatura de pasteurização (Ellingson *et al.*, 2005), o leite dos animais infectados é a fonte mais comum de transmissão da MAP dos animais para os seres humanos (Ellingson *et al.*, 2005 e Grant *et al.*, 2003). A MAP tem sido incriminada como a causa da doença de Crohn (DC) em seres humanos (Greenstein *et al.*, 2003; Behr *et al.*,

2008; Pierce *et al.*, 2010; Singh *et al.*, 2012). O papel da MAP na causa da DC tem sido apoiado pelos frequentes isolamentos de MAP dos doentes com DC em comparação com outros doentes suspeitos e com colite ulcerosa (Sech *et al.*, 2005; Schwartz *et al.*, 2000; Naser *et al.*, 2004; Hermon *et al.*, 2000 e Singh *et al.*, 2008).

2.4. Prevalência

2.4.1. Trabalhos efectuados no estrangeiro

Lee *et al.* (2006) efectuaram um estudo com soros de 116 rebanhos de cabras negras, utilizando um kit ELISA para monitorizar a seroprevalência da MAP, e indicaram que a seroprevalência aparente dos rebanhos era de 18,2 a 38,2 por cento.

Coelho *et al.* (2007) analisaram 3900 amostras de ovinos com mais de 2 anos pertencentes a 150 rebanhos de 12 organizações territoriais de criadores de gado diferentes para detetar a presença de anticorpos contra a MAP utilizando um teste ELISA comercial e registaram uma prevalência real de 6,4%.

Ahmed (2010) realizou um estudo com 92 amostras de soro de ovelhas Awasi locais, utilizando o ensaio de imunoabsorção enzimática indireta (iELISA) para detetar anticorpos contra a MAP. Os resultados relatados mostraram que 7,6% das amostras eram positivas para anticorpos contra a MAP.

Anna *et al.* (2011) investigaram 2086 ovelhas adultas de 38 rebanhos, utilizando um teste ELISA comercial, e registaram uma seroprevalência média de 6,29%, com uma maior percentagem de ovelhas infectadas entre as fêmeas na fase inicial/tardia do que na fase de pico de lactação.

Liapi *et al.* (2011) analisaram os soros de 8011 animais não vacinados (3429 ovinos e 4582 caprinos) de 83 rebanhos, para deteção de anticorpos MAP com um ensaio de imunoabsorção enzimática disponível no mercado. Relataram que a seroprevalência média dentro do rebanho em ovinos e caprinos foi de 9,9% e 7,9%, respetivamente, e a prevalência média verdadeira de ovinos e caprinos infectados foi de 15,0 e 11,1%, respetivamente.

Pithua *et al.* (2012) analisaram soros de cabras com ≥24 meses de idade em 25 rebanhos de cabras Boer do Missouri para detetar a presença de anticorpos MAP utilizando um kit ELISA comercial. Relataram que as prevalências de animais verdadeiros, dentro do rebanho e entre rebanhos foram calculadas usando o estimador Rogan-Gladen e foram de 1,4%, 3% e 54,7%, respetivamente.

Buyuk *et al.* (2014) estudaram 450 ovinos de vinte e seis rebanhos de ovinos, não vacinados contra a PAM. As prevalências aparentes no animal, no rebanho e entre rebanhos foram calculadas em 6,2%, 10,2% e 57,7%, respetivamente. As verdadeiras prevalências animal, dentro do rebanho e entre rebanhos foram de 8,3%, 14,6% e 90%, respetivamente.

Penda *et al.* (2014) analisaram 383 amostras, incluindo 192 caprinos e 191 ovinos, para deteção de anticorpos específicos para MAP utilizando o kit ELISA indireto comercial. Vinte e um dos 192 soros de caprinos foram positivos; no entanto, nenhum dos 191 soros de ovinos analisados foi seropositivo para a paratuberculose. Os autores referiram que a prevalência aparente e verdadeira da MAP nos caprinos era de 10,9% e 15,5%, respetivamente, e de 0% e 0%, respetivamente, nos ovinos.

Bauman *et al.* (2016) realizaram um estudo sobre amostras de sangue e fezes de 580 cabras e 397 ovelhas que foram selecionadas aleatoriamente de 29 rebanhos de cabras leiteiras e 21 explorações de ovelhas leiteiras selecionadas por conveniência. Registaram uma prevalência a nível da exploração de 83,0% para as cabras leiteiras e 66,8% para as ovelhas leiteiras.

Celik e Thrutoglu (2017) estudaram 450 amostras de soro sanguíneo de 150 bovinos, 150 ovinos e 150 caprinos, utilizando um kit ELISA comercial para investigar a presença de anticorpos contra a MAP. As seroprevalências aparentes e verdadeiras com base no animal individual, dentro do rebanho e entre rebanhos foram de 8 a 8,9%, 17,1 a 20,4%, 46,7 a 57,8% em bovinos; 48 a 100%, 48 a 100%, 100 a 100% em ovinos; e 24 a 35,9%, 25,7 a 38,6%, 93,3 a 100% em caprinos, respetivamente.

Mathevon *et al.* (2017) efectuaram um estudo transversal em 1197 amostras individuais de sangue e fezes de ovelhas de 2 a 3 anos de idade infectadas sub-clinicamente em 14 rebanhos fechados de ovinos de carne. A excreção fecal foi determinada utilizando qPCR com base na deteção da sequência IS900, e a serologia foi realizada em amostras de soro utilizando dois kits ELISA comerciais. As sensibilidades do ELISA foram de 17,4% e 17,9%, com especificidades estimadas de 94,8% e 94,0%. A qPCR fecal demonstrou uma sensibilidade (47,5%) e uma especificidade (99,0%) significativamente mais elevadas do que os dois testes ELISA.

Barrero *et al.* (2019) estudaram 3312 amostras de soro de 48 rebanhos de cabras e observaram que a seroprevalência global verdadeira era de 22,54%. Analisaram a associação significativa da seropositividade da MAP com o sistema de produção intensivo, a falta de gestão por lotes, a ventilação inadequada e a seropositividade ao vírus da encefalite da artrite caprina.

Bauman *et al.* (2019) estudaram 29 rebanhos de cabras leiteiras e 21 rebanhos de ovelhas leiteiras. A sensibilidade da PCR BTM foi fraca tanto nos rebanhos de cabras leiteiras (0,0%) como nos rebanhos de ovelhas leiteiras (25,0%), mas exibiu 100% de especificidade em ambas as espécies. Nos caprinos, a sensibilidade variou de 33,3 a 34,8% quando a cultura fecal e a PCR foram os testes de referência, respetivamente (as especificidades foram ambas de 100%), e de 71,4 a 87,5% quando o ELISA do leite e do soro, respetivamente, foram os testes de referência (as especificidades foram de 86,4 e 95,2%). O ELISA modificado para BTM em ovinos leiteiros demonstrou sensibilidades comparáveis, mas especificidades inferiores. Quando a cultura fecal e a PCR foram os testes de referência, as sensibilidades foram de 50,0 e 46,7%, respetivamente (as especificidades foram de 77,8 e 83,3%). Quando o ELISA do leite e do soro foram os testes de referência, as sensibilidades foram de 87,5 e 72,7%, respetivamente (as especificidades foram de 92,3 e 100%).

Iarussi *et al.* (2019) examinaram 419 explorações (16 903 ovinos e 9369 caprinos) e comunicaram uma seroprevalência verdadeira de 66,2 % ao nível do bando e de 9,7 % ao nível do animal. Também referiram que a propagação da infeção ocorre através de vários factores concomitantes biológicos, de gestão e relacionados com o agricultor.

Borujeni *et al.* (2020) estudaram amostras de sangue de 530 bovinos, 568 ovinos e 368 caprinos, utilizando um kit ELISA comercial para a deteção de anticorpos contra a MAP. Relataram que a seroprevalência aparente e verdadeira de MAP era de 6,87% e 13,34%, respetivamente, em ovinos, e de 7,07% e 13,68%, respetivamente, em caprinos, e de 4,34% e 7,59%, respetivamente, em bovinos.

Shabana *et al.* (2020) analisaram 823 amostras de soro e 364 amostras de leite para determinar a incidência de MAP, utilizando o ensaio de imunoabsorção enzimática indireta, e indicaram que a seroprevalência de MAP era de 11,1% em ovinos e de 13,8% em caprinos.

Hernández *et al.* (2021) analisaram 456 amostras de soro sanguíneo e pelo menos um animal seropositivo foi encontrado em 17 dos 24 bandos estudados e, no total, 37 animais apresentaram resultados ELISA positivos (8%). Também relataram que, em relação à deteção direta de MAP, 90 pools fecais dos 24 bandos foram cultivados e submetidos a diagnóstico por qPCR. Tanto a qPCR direta como a cultura detectaram 25 (27,7%) e 64 (71,1%) pools fecais como MAP positivos, respetivamente.

2.4.2. Trabalhos efectuados na Índia

Singh et al (2007) efectuaram um estudo com 47 amostras de soro para comparar dois antigénios MAP (S 5 nativo, "tipo bisonte" e antigénios comerciais "bovinos"), para o rastreio de miúdos contra a infeção por paratuberculose, utilizando o teste ELISA em placa. A seroprevalência por raça foi de 10,5%, 7,6% e nula nos cabritos machos das raças Jakhrana, Sirohi e Marwari, respetivamente, e nenhuma das amostras de soro foi considerada positiva utilizando o antigénio comercial MAP "Bovino".

Singh *et al.* (2008) registaram uma prevalência de MAP com base na cultura de tecidos, na PCR de tecidos e no kit ELISA de 51,7, 37,9 e 46,5 %, respetivamente. A sensibilidade e a especificidade do kit ELISA foram de 66,6 e 75,0 % e de 68,1 e 66,6 % com a cultura de tecidos e a PCR, respetivamente, em efectivos caprinos.

Singh *et al.* (2010a) efectuaram um estudo em 829 amostras de soro pertencentes a animais domésticos (bovinos, búfalos, cabras e ovelhas) para estimar a seroprevalência da MAP utilizando um "kit ELISA indígena". Os autores mostraram que a seroprevalência da MAP nos animais domésticos era de 23,1%. A prevalência foi mais elevada nos grandes ruminantes (24,1%) do que nos pequenos ruminantes (22,5%).

Singh *et al.* (2010b) estudaram amostras de soro, fezes e sangue de cabritos, jovens e adultos de explorações agrícolas e de rebanhos de agricultores, analisadas por ELISA, microscopia e cultura. De 111 cabras (cabritos: 40, jovens: 14, adultos: 57) rastreadas, 77,5% foram positivas por PCR no sangue. De 76 cabras, 90,8% (cabritos: 87,5% e adultos: 94,4%) eram positivas por PCR. De 21 cabritos e 14 cabras jovens, 42,8 e 57,1% eram positivos. Das 21 amostras fecais de cabritos examinadas por microscopia, 66,7% eram positivas. No ELISA, 9,5 e 57,1% dos cabritos foram positivos como reactores do "tipo I" (estirpe S) e do "tipo II" (estirpe C), respetivamente. No rastreio de 14 cabras jovens por cultura de coágulos sanguíneos, 28,6% foram positivos.

Shah *et al.* (2012) realizaram um estudo sobre a eficácia de três testes de diagnóstico, nomeadamente o exame de esfregaço fecal (método de concentração), o exame de punção rectal e a reação em cadeia da polimerase fecal para a deteção de IS-900 em 100 cabras. Os trabalhadores comunicaram uma prevalência de 34, 5 e 8% através do exame de esfregaço fecal, do exame de punção rectal e da PCR fecal, respetivamente. O exame de esfregaço fecal parece ser um teste rápido, barato e fiável para o rastreio de casos clínicos e subclínicos de paratuberculose em condições de campo.

Singh *et al.* (2013) analisaram 1750 amostras de fezes e 2057 amostras de soro de 20 explorações pecuárias (bovinos, caprinos e ovinos) para detetar a biopresença de MAP através de microscopia fecal e da técnica ELISA autóctone, tendo constatado que 25,0 % e 29,0 % das amostras de fezes e de soro, respetivamente, eram positivas para a infeção por MAP.

Mukartal *et al.* (2016) realizaram um estudo sobre amostras clínicas (fezes-135, sangue-45 e soro-100) de ovelhas localizadas na quinta do Centro de Investigação e Informação sobre o Gado (LRIC) e nas ovelhas Dangur, quinta de criação indiana, utilizando microscopia, ELISA e PCR IS900. A prevalência global da MAP foi de 54,7 e 16,0% nas explorações LRIC e Dangur, respetivamente.

Bhat *et al.* (2018) analisaram 288 amostras fecais (260 ovinos e 28 caprinos) de 23 explorações de pequenos ruminantes, utilizando uma técnica de amostragem radom simples em várias fases. Relataram que 40 amostras fecais positivas na microscopia foram submetidas a isolamento de DNA e PCR IS900 para confirmar a presença de MAP. A bioprevalência de animais que expelem bacilos álcool-ácido rápidos (BAAR), indistinguíveis da MAP, foi de 32,9%.

Biswal *et al.* (2018) realizaram um estudo em 22 amostras de soro de cabra por ELISA indireto e indicaram que a prevalência aparente de MAP era de 68,19%.

Maity *et al.* (2018) efectuaram um estudo em trinta e nove amostras de soro de ovelhas abatidas nos locais de abate locais para avaliar a seroprevalência da paratuberculose em ovelhas Gaddi migratórias de Himachal Pradesh utilizando um kit ELISA indígena. A seroprevalência da MAP foi de 51,28%. Concluiu-se também que o ELISA indígena era específico e sensível em comparação com o AGID ou a coloração ácido-resistente na deteção de casos positivos.

2.5 Factores de risco

Kostoulas *et al.* (2006) efectuaram um estudo transversal em rebanhos de ovelhas e/ou cabras leiteiras para investigar a associação entre a infeção subclínica por MAP e a incapacidade de produzir crias vivas e a época de parição/desparição. Foi utilizado um kit comercial de teste ELISA para detetar anticorpos anti-MAP no soro recolhido. Foram utilizados modelos logísticos de efeitos aleatórios para mostrar a correlação entre a fertilidade das ovelhas e cabras e a MAP subclínica. A relação entre infecções subclínicas por MAP e partos vivos/partos é alterada pela paridade. Concluíram que, ao avaliar as correlações entre a infeção subclínica por MAP e os índices reprodutivos em rebanhos de ovinos ou caprinos, a distribuição da paridade deve ser tida em consideração.

Dhand *et al.* (2009) relataram uma associação significativa entre a seroprevalência da paratuberculose ovina e solos argilosos dedicados à agricultura (maior percentagem de carbono orgânico, ferro e matéria orgânica) em comparação com solos com uma elevada proporção de areia e azoto.

Coelho *et al.* (2010) realizaram um estudo transversal em 3900 ovinos de 150 rebanhos para avaliar os factores de risco para a seroprevalência de MAP em ovinos utilizando ELISA comercial. Identificaram uma série de variáveis como factores de risco para a seropositividade, tais como ovelhas puras locais e/ou um cruzamento de uma raça local, tamanho do rebanho com 31-60 cabeças, abate durante a estação de primavera-verão e a utilização de um tratamento antiparasitário como a Ivermectina como único medicamento antiparasitário no modelo de regressão logística multivariável.

Stau *et al.* (2012) estudaram amostras de soro de 1609 pequenos ruminantes para a presença de anticorpos MAP utilizando o kit de teste ELISA comercial. A prevalência intrabloco aumentou com o tamanho do rebanho, exceto para rebanhos de ovelhas muito grandes com mais de 1000 ovelhas, mas esta correlação não foi estatisticamente significativa. Um BCS baixo correlacionou-se apenas em caprinos com uma seroprevalência mais elevada, mas não em ovinos. Não foi possível demonstrar uma correlação distinta entre o estatuto serológico da MAP e a idade.

Angelidou *et al.* (2014) analisaram 1599 amostras de leite de fêmeas que se encontravam na última fase de lactação em 58 rebanhos de cabras leiteiras selecionados aleatoriamente, utilizando um teste ELISA comercial para o leite. Relataram que as fêmeas de rebanhos que usavam bebedouros comuns e pastagens comuns tinham 4,6 vezes mais probabilidades de estarem infectadas por MAP em comparação com as fêmeas de rebanhos que não tinham contacto com outros rebanhos. As coelhas dos rebanhos abastecidos com água de superfície tinham 3,7 vezes mais probabilidades de serem infectadas do que as dos rebanhos regados por fontes de água subterrâneas e canalizadas. Quando os cabritos passavam 10 horas por dia com as suas barragens, tinham 2,6 vezes mais probabilidades de serem infectados pela MAP do que os cabritos que passavam menos de 10 horas por dia com as barragens. Além disso, os rebanhos que utilizavam continuamente o mesmo composto antiparasitário tinham 2,2 vezes mais probabilidades de infeção por MAP do que os rebanhos que praticavam compostos antiparasitários alternados.

Mejía *et al.* (2015) analisaram amostras de soro de 368 ovelhas com mais de 2 anos de idade em 38 rebanhos, utilizando um ensaio ELISA indireto, e estudaram variáveis como a raça (Pelibuey, Khatadhin, Dorper, Blackbelly), o sexo (macho ou fêmea), o número de paridade (1, 2 3-5 e >5 parições), o índice de condição corporal (3-5) e o facto de o animal ter nascido ou não no rebanho, mas nenhum dos factores foi associado à seropositividade à MAP.

Hernández *et al.* (2017) relataram que a relação entre o status sorológico para MAP e variáveis individuais não pôde ser estabelecida, uma vez que o ELISA não revelou nenhum animal positivo ou suspeito entre os 59 animais examinados.

Rizwan *et al.* (2017) realizaram um estudo sobre 100 amostras de sangue de ovinos abatidos e comercializados (independentemente da raça, idade e sexo) e observaram que os factores de risco responsáveis pela propagação da paratuberculose podem ser a desnutrição, o saneamento deficiente, o alojamento combinado, o pastoreio a céu aberto e a infestação por carraças.

Rerkyusuke *et al.* (2018) avaliaram fatores de risco para a seroprevalência de MAP a partir de 671 amostras de soro. Eles relataram que a soroprevalência de MAP foi de 12,82% e os fatores de risco associados à soroprevalência de anticorpos MAP incluíram idade, sexo, raça e escore de condição corporal. Além disso, quando se utilizaram cabras com menos de 1 ano de idade como linha de base, as cabras mais velhas apresentavam um risco mais elevado do que as cabras mais novas, com 3 anos de idade e com mais de 5 anos de idade. Tanto os caprinos machos como as fêmeas e as cabras de diferentes raças apresentavam um risco semelhante de paratuberculose.

Morales *et al.* (2020) realizaram um estudo em 1178 ovinos individuais para detetar anticorpos contra a MAP por imunodifusão em ágar-gel. Relataram que a prevalência real de MAP era de 7,48% e que 53,5% dos rebanhos tinham pelo menos um animal seropositivo. Era mais provável que um animal fosse seropositivo se pertencesse a um rebanho grande (> 300 animais) e tivesse nascido fora da exploração.

Bhat *et al.* (2020) efectuaram um estudo em 450 ovinos Merino da Caxemira e comunicaram que a seroprevalência aparente e verdadeira da MAP era de 43,3% e 73,8%, respetivamente. Associaram significativamente a seropositividade à idade, ao tamanho do rebanho, à migração por transumância, ao pastoreio com gado, ao encontro com animais selvagens, à separação de animais doentes, à substituição de ovelhas na exploração e às condições sanitárias da exploração.

Khamassi *et al.* (2020) rastrearam 338 ovelhas de 15 explorações de ovinos de pequena a média dimensão, geridas de forma extensiva, examinadas clinicamente antes da colheita de sangue e testaram os soros para a presença de anticorpos MAP utilizando um kit ELISA comercial. Os autores referiram que a seroprevalência era significativamente mais baixa nas fêmeas com 5 anos de idade e nos animais que não pastam.

Capítulo 3
MATERIAIS E MÉTODOS

3.1 Área de estudo

O estudo foi efectuado em amostras de soro colhidas em diferentes explorações de pequenos ruminantes do vale de Caxemira, incluindo explorações governamentais e privadas, principalmente dos distritos de Budgam e Ganderbal. Ganderbal situa-se a 34,23°N de latitude e 74,78°E de longitude. Tem uma altitude média de 1.619 metros (5.312 pés) acima do nível do mar. Budgam está situado a 34,015°N de latitude e 74,722°E de longitude, com uma altitude média de 1.610 m (5.280 pés) acima do nível do mar.

3.2 Local de trabalho

O presente estudo foi efectuado na Division of Clinical Veterinary Medicine, Ethics & Jurisprudence, Faculty of Veterinary Science and Animal Husbandry, Shuhama, Sher-e-Kashmir University of Agricultural Sciences and Technology of Kashmir.

3.3. Conceção do estudo

O estudo foi realizado de novembro de 2020 a junho de 2021, utilizando um método aleatório simples em várias fases, com um único animal a servir de unidade epidemiológica de interesse, para extrair uma amostra da população de pequenos ruminantes. Foram recolhidas amostras de ovinos e caprinos, independentemente da idade, sexo e raça, juntamente com a história completa da exploração e do animal individual. As explorações foram selecionadas de forma conveniente, mas os animais de uma exploração foram selecionados aleatoriamente. Todos os animais foram objeto de amostragem no caso de o efetivo ser igual ou inferior a 15. No caso das explorações com 16-50 animais, foi selecionado aleatoriamente um animal de cada três. Nas explorações com mais de 50 animais, foi selecionado um animal de cada 4th . Foi utilizado um ensaio de imunoabsorção enzimática indireta (i-ELISA) para avaliar a seroprevalência da paratuberculose nos ovinos e caprinos.

3.3.1 Recolha de amostras

As amostras de sangue foram colhidas assepticamente de 292 animais (240 ovinos e 52 caprinos) por punção da veia jugular em frascos de ativador de coágulos. As amostras de sangue foram imediatamente conservadas em gelo e mantidas ao abrigo da luz solar até serem transportadas para o laboratório. Teve-se o cuidado de evitar a agitação das amostras durante o transporte para prevenir a destruição dos glóbulos vermelhos e a hemólise. O soro foi separado do sangue coagulado por centrifugação e armazenado a - 20°C até ser utilizado posteriormente.

3.3.2 Ensaio de imunoabsorção enzimática

O teste i-ELISA foi utilizado em amostras de soro para detetar anticorpos contra a MAP. Os kits ELISA utilizados foram adquiridos ao Department of Biotechnology GLA University, Mathura, U.P. O kit ELISA continha os seguintes materiais

1. Placas ELISA revestidas com antigénio
2. 2. Di-hidrocloreto de O-fenileno diamina (OPD) em comprimidos
3. Controlos positivos e negativos
4. Entre 20
5. Albumina de soro bovino (BSA)
6. PBS (10X)
7. Peróxido de hidrogénio (H2O2)
8. Tampão do substrato
9. Solução de substrato
10. Tampão de diluição do soro
11. Conjugado: Conjugado anti-espécie de peróxidos de rábano

3.3.2.1 Preparação de reagentes para o teste ELISA

1. ELISA-1X PBS (pH-7,4)

Cloreto de sódio	8.0 gm
Cloreto de potássio	0,200 gm
Hidrogenofosfato de di-sódio (Na2HPO4)	1,445 gm
Di-hidrogenofosfato de potássio	0,200 gm
TDW (Água triplamente destilada)	1000 mL

2. Tampão carbonatado (tampão de revestimento de antigénio) (pH-9,6)

Bi-carbonato de sódio	2,93 gm
Carbonato de sódio	1,59 gm
TDW	100 ml

3. Tampão de lavagem

ELISA-1X PBS	1000 mL
Tween-20 (0,05%)	0,5 mL

4. Tampão de bloqueio

1X PBS (pH 7,4)	100 mL
3% Leite desnatado	3,0 gm

5. Tampão do substrato

a) Solução-mãe I

2,1% Ácido cítrico	2.100 gm
TDW	100 ml

b) Solução-mãe II

3,56% Fosfato de hidrogénio di-sódico (Na2HPO4)	2,100 gm
TDW	100 ml

6. Solução de substrato (pH-5,0)

Dihidrocloreto de ortofenileno diamina (OPD)	5,0 mg
Estoque I	4,95 ml
Acções II	4. 95 mL
$H2O2$ (30%)	100 µl

7. Amostra de ensaio

Soro	5 µl
Tampão de diluição do soro	245 µl

8. Tampão de diluição do soro

1% BSA	1,0 gm
1X PBST	100 mL

9 1X PBST (solução salina tamponada com fosfato e Tween)

1X PBS	1000 mL
Tween-20 (0,05%)	0,5 mL

10. Conjugado: Conjugado HRPO anti-espécie

Para anti-bovinos e anti-cabras (1: 5000)

Conjugado	1,0 µl
1X PBS	5,0 mL

3.3.2.2 Preparação do antigénio de trabalho:

Concentração de stock de antigénio utilizada: 4 mg/mL

Concentração de antigénio de trabalho utilizada para 1 placa: 0,1 µg/poço

(adicionar 2,5 µl de antigénio MAP de reserva em 10 mL de tampão de revestimento de antigénio)

3.3.2.3 Procedimento para o teste ELISA

1. Revestir 96 alvéolos da placa ELISA com uma concentração de 0,1 µg/alvéolo de antigénio protoplasmático semi-purificado (sPPA) sonicado.
2. Manter a placa durante uma noite a 4°C. Lavar a placa uma vez com 1X PBST.
3. Bloquear os poços da placa com 100 µl de leite desnatado a 3% (em PBS 1X) e incubar a 37°C durante 1 hora. Lavar a placa três vezes com 1X PBST.
4. Nos alvéolos da placa, adicionar 100 µl de soro de ensaio diluído a 1:50 em duplicado (diluído com tampão contendo 1X PBST com 1% de BSA) e incubar durante 2 horas a 37 °C. Os controlos positivo e negativo foram colocados no primeiro, segundo e terceiro alvéolos da placa, respetivamente. Lavar a placa três vezes com 1X PBST.

5. Em seguida, adicionar 100 μl de conjugado otimamente diluído na proporção de 1:8000 (anti-humano) e 1:5000 (anti-cabra e anti-bovino) em PBS 1X e incubar durante 1 hora a 37 °C
6. Lavar a placa 4 vezes com 1X PBST.
7. Por fim, adicionar 100 μl de substrato recentemente preparado (OPD) a uma concentração de 5,0 mg por placa em tampão de substrato (pH 5,0) e incubar (no escuro) durante 3-5 min à temperatura ambiente
8. Medir a absorvância a 450 nm no leitor ELISA sem adicionar a solução de paragem (5N H2SO4).
9. Registar os resultados e certificar-se de que são efectuados controlos em branco, positivos e negativos com o soro de ensaio em cada placa.

Análise dos valores de DO da absorvância

Os valores de DO são convertidos em rácio S/P de amostra para positivo (S/P), de acordo com Collins, 2002, utilizando a seguinte fórmula:

$$\frac{\text{DO a 450 nm do soro de ensaio} - \text{DO a 450 nm do controlo negativo}}{\text{DO a 450 nm do controlo positivo} - \text{DO a 450 nm do controlo negativo}}$$

Quadro 1: Interpretação dos resultados de acordo com as diretrizes do kit ELISA

S.N.	Rácio S/P	Estado do animal
1	0.00-.09	Negativo
2	0.10-0.24	Limítrofe /Suspeita
3	0.25-0.39	Baixo Positivo
4	0.4-0.99	Positivo
5	1.0-10.0	Fortemente positivo

Para o presente estudo, apenas os animais positivos e fortemente positivos foram considerados como seropositivos

3.4 Factores de risco associados à ocorrência de paratuberculose

A população do estudo era constituída por rebanhos de diferentes explorações agrícolas não organizadas e explorações ovinas governamentais dos distritos de Ganderbal e Budgam. As amostras foram colhidas aleatoriamente de ovinos e caprinos, independentemente da idade, sexo ou peso, e foram acompanhadas de uma história pormenorizada da exploração e de cada animal. As amostras foram obtidas sem conhecimento prévio do estado de doença do rebanho.

Para o estudo dos factores de risco, os dados foram recolhidos através de um questionário devidamente elaborado (Quadro 2). O questionário de mesa continha os seguintes aspectos da criação: caraterísticas biológicas dos animais, estrutura do bando, caraterísticas sanitárias, aspectos de gestão, caraterísticas atitudinais e socioeconómicas do criador. Nome e endereço do proprietário, espécie, incluindo, tamanho do bando, sexo, idade, raça, transumância, prática de quarentena, presença de outras espécies na exploração (bovinos, equinos, aves), sistema de criação, substituição de animais, limpeza dos recintos, contaminação da água ou dos alimentos com materiais fecais, alimentação de jovens com leite, tratamento de animais suspeitos, fonte de água, encontro com animais selvagens (urso/ veado da Caxemira, etc.), nível de educação do proprietário, foram todos preenchidos no local através de entrevistas baseadas em questionários presenciais.

Quadro-2 Questionário para análise dos factores de risco de *Mycobacterium avium* subsp. *paratuberculosis* em ovinos e caprinos

	Nome do proprietário			
	Endereço e número de telefone			
	Espécies	Ovelha/Cabra		
1	Sexo	Masculino /Feminino		
2	Idade	<2anos	2 -4 anos	>4anos
3	Raça			
4	Sinais clínicos	Emaciado	Não emagrecido	
5		Diarreia	Sem Diarreia	
6	Transumância	Sim	Não	
7	Tamanho do bando	30	30-50	>50
8	Prática de quarentena	Sim	Não	
9	Presença de outras espécies na exploração (bovinos, equinos, aves)	Sim	Não	
10	Pastoreio com outras espécies animais	Sim	Não	
11	Sistema de criação	Aberto	Fechado	
12	Ovinos/caprinos de substituição na exploração	Sim	Não	
13	Suplementação alimentar	Sim	Não	
14	Canetas de limpeza	Bom	Pobres	
15	contaminação da água ou dos alimentos para animais com matérias fecais	Sim	Não	
16	Alimentação dos mais pequenos com leite	Sim	Não	
17	Separação de animais doentes	Sim	Não	
18	Tratamento em animais suspeitos	Sim	Não	
19	Encontro com animais selvagens (urso/cavalo de Caxemira, etc.)	Sim	Não	
20	Fonte de água	Nascente / riacho/lagoa	Poço/obras de água	
21	Nível de educação do proprietário	≥ Ensino secundário	≤ Ensino secundário	

3.5 Análise estatística

O software SPSS versão 20.0 (IBM, EUA) foi utilizado para a análise estatística. A associação entre a seroprevalência da PAM e os potenciais factores de risco foi determinada pelo teste do qui-quadrado. Um valor de p igual ou inferior a 0,05 foi considerado estatisticamente significativo para todas as comparações.

Capítulo 4
RESULTADOS

4.1 Seroprevalência da PAM

O presente estudo foi efectuado em 292 animais (240 ovinos e 52 caprinos) dos distritos de Ganderbal e Budgam, no vale de Caxemira. A seroprevalência global de *Mycobacterium avium subsp. paratuberculosis* (MAP) foi de 47,26% (quadro 3). A seroprevalência foi significativamente (p<0,05) mais elevada nos ovinos (52,5%) do que nos caprinos (23,07%). Além disso, os ovinos tinham 3,7 vezes mais probabilidades de serem seropositivos à MAP do que os caprinos.

Quadro 3 Seroprevalência da MAP em ovinos e caprinos, em função da espécie

Animal	Positivo	Negativo	Total	Prevalência	Probabilidades	Valor P	Rácio de probabilidade
Ovinos	126	114	240	52.5%	1.11	<0.05	1.11/0.3 =3.7
Cabras	12	40	52	23.07%	0.3		
Total	138	154	292	47.26%			

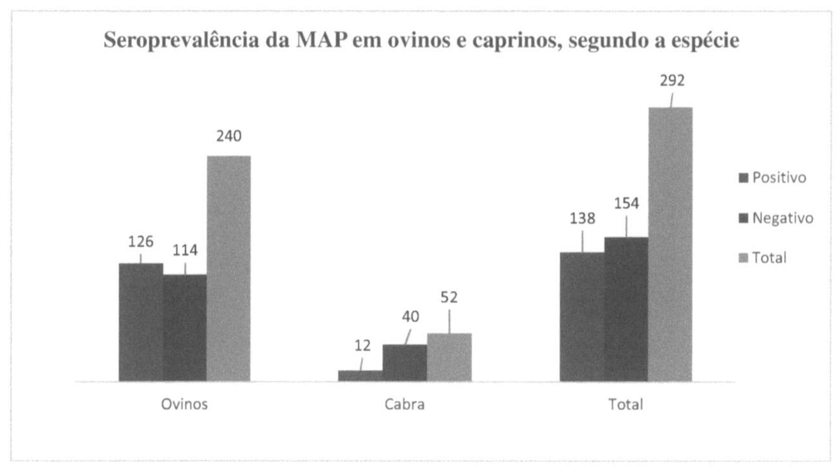

A seroprevalência da MAP não diferiu significativamente entre machos e fêmeas (quadro 4). No entanto, os animais machos tinham uma probabilidade significativamente maior (1,12 vezes) de desenvolver MAP do que as fêmeas.

Quadro -4 Seroprevalência da MAP em ovinos e caprinos, consoante o sexo

Sexo	Positivo	Negativo	Total	Prevalência	Probabilidades	Rácio de probabilidade
Masculino	54	56	110	49.09%	0.96	
Feminino	84	98	182	46.15%	0.85	0.96/0.85=1.12
Total	138	154	292	47.26%		

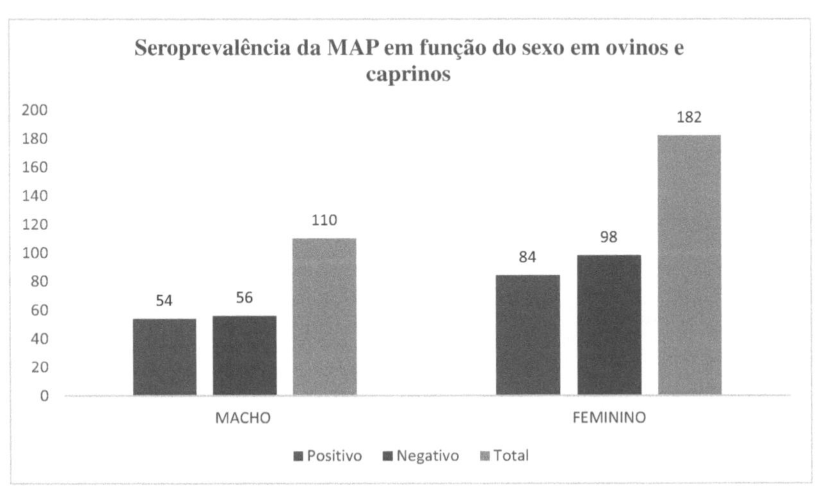

Com base na idade, os animais foram divididos em três grupos, como se mostra no quadro 5. A seroprevalência da MAP não diferiu significativamente entre os diferentes grupos etários. As probabilidades de MAP para os três grupos etários são apresentadas no quadro 5. Tomando o grupo etário I como padrão, o rácio de probabilidades para o grupo I em relação ao grupo II e ao grupo III foi de 1,33 e 1,25.

Quadro -5 Seroprevalência etária da MAP em ovinos e caprinos

Grupo etário	Positivo	Negativo	Total	Prevalência	Valor P	Probabilidades	Rácio de probabilidade
Grupo I (<2 anos)	35	32	67	52.2%		1.09	
Grupo II (2-4 anos)	62	75	137	45.2%	>0.05	0.82	OR1=1,09/0,82 =1.33
Grupo III (>4 anos)	41	47	88	46.5%		0.87	OR2=1,09/0,87 =1.25
Total	138	154	292				

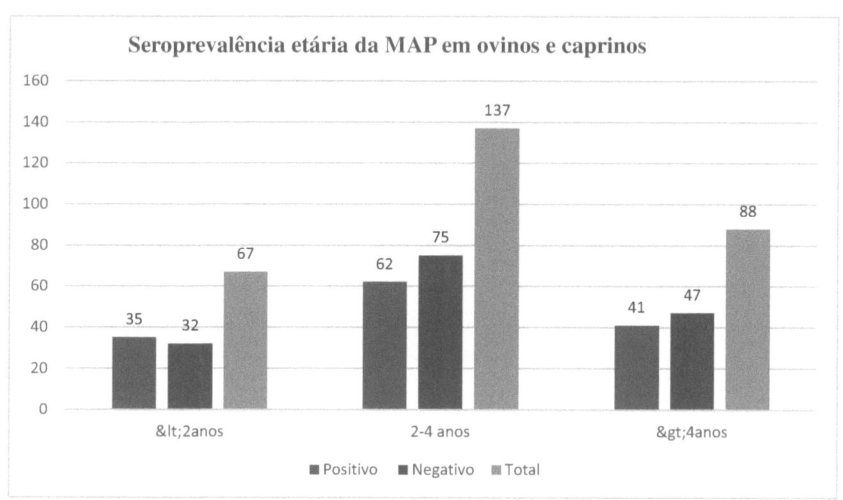

A seroprevalência da MAP nas raças de ovinos e caprinos é apresentada no quadro 6. A seroprevalência foi de 51,1 por cento na raça Merino Australiano, 60,9 por cento na raça Bakerwal, 44 por cento na raça Corriedale, 33,3 por cento na raça Fec-B, 60 por cento na raça Kashmiri Merino, 50 por cento na raça Polled Cross, 25 por cento na raça Polled Dorset e 25 por cento na raça South Down, e nas cabras foi de 23,8 por cento na raça Bakerwal e 26,9 por cento na raça Boer. Nenhuma das cinco cabras Pashmina foi seropositiva para a MAP. A seroprevalência não diferiu significativamente ($P<0,05$) entre as diferentes raças de ovinos e caprinos.

Quadro-6 Seroprevalência da MAP em ovinos e caprinos, segundo a raça

Espécies	Raça	Positivo	Negativo	Total	Prevalência	Probabilidades	Valor P
Ovinos	Cruz de Merino Australiano	35	33	68	51.1%	1.06	>0.05
	Bakwerwal	25	16	41	60.9%	1.56	
	Corriedale	11	14	25	44%	0.78	
	Fec-B	3	6	9	33.3%	0.5	
	Kashmiri Merino	43	28	71	60%	1.53	
	Cruzado polaco	5	5	10	50%	1	
	Polled Dorset	2	6	8	25%	0.33	
	Sul de Portugal	2	6	8	25%	0.33	
Cabra	Bakerwal	5	16	21	23.8%	0.31	>0.05
	Boer	7	19	26	26.9%	0.36	
	Pashmina	0	5	5	0	0	

4.2 Fator de risco associado à ocorrência de MAP em ovinos e caprinos

A relação entre os vários factores de risco e a seroprevalência da MAP em ovinos e caprinos é apresentada no quadro 7-11. Para a análise dos factores de risco, os dados relativos aos ovinos e caprinos são apresentados em conjunto. Os dados são apresentados separadamente para ovinos e caprinos se existir uma correlação significativa entre um fator de risco e os ovinos/caprinos.

O fator tamanho do rebanho revelou associação significativa ($p<0,05$) entre a soroprevalência de MAP com o tamanho do rebanho (Tabela 7).A soroprevalência foi maior em rebanhos com número de animais inferior a 30.Rebanhos menores (<30) tiveram 2,17 vezes mais chances de desenvolver MAP em comparação com rebanhos de >50 animais.

Quadro 7: Associação entre a dimensão do efetivo, a transumância e a prática de quarentena e a ocorrência de MAP em ovinos e caprinos

		Positivo	Negativo	Total	Prevalência	Valor P	Probabilidades	Rácio de probabilidade (OR)
Tamanho do bando	<30	58	40	98	59.1%	<0.05	1.45	OU=1.4/0.7 = 2.17
	30-50	0	0	0	0		-	
	>50	80	114	194	41.2%		0.70	
	Total	138	154	292	47.2%			
Transumância	Sim	114	135	249	47.7%	>0.05	0.84	OU=1,26/0,84=1,5
	Não	24	19	43	55.8%		1.26	
Prática de quarentena	Sim	95	126	221	42.9%	<0.05	0.75	OU= 1,53/,75 =2,04
	Não	43	28	71	60.5%		1.53	

O fator transumância não foi significativamente associado à seroprevalência da MAP. A probabilidade de MAP foi 1,5 vezes maior se a transumância estivesse presente do que se estivesse ausente (Tabela 7). A prática de quarentena foi significativamente (p<0,05) associada à seroprevalência de MAP Tabela 7. A seroprevalência foi mais elevada nas explorações onde a prática de quarentena não foi seguida. Os bandos que não adoptaram a prática de quarentena tiveram 2,04 vezes mais probabilidades de MAP do que os bandos que praticaram a quarentena.

A presença de gado na exploração e o pastoreio com outras espécies animais foram significativamente (p<0,05) associados a uma maior seroprevalência de MAP (Tabela 8). A seroprevalência foi significativamente mais elevada se houvesse gado na exploração. Além disso, a seroprevalência era significativamente (p<0,05) mais elevada se os ovinos e caprinos pastassem com outras espécies animais, como bovinos e equinos.

Quadro -8 Associação entre o número de bovinos na exploração, o pastoreio com outras espécies animais e o sistema de criação com a ocorrência de MAP em ovinos e caprinos.

Fator de risco		Positivo	Negativo	Total	Prevalência	Valor P	Probabilidades	Rácio de probabilidade
Presença de gado na exploração	Sim	83	73	156	53.2%	<0.05	1.13	1.13/0.68 =1.66
	Não	55	81	136	40.4%		0.68	
Pastoreio com outras espécies animais	Sim	24	13	37	64.86%	<0.05	1.85	1.85/.0.80 =2.31
	Não	114	141	255	44.7%		0.80	
Sistema de criação	Aberto	46	32	78	58.9%	<0.05	1.43	1.43/0.75 =1.91
	Fechado	92	122	214	42.9%		0.75	

A criação de ovelhas (aberta ou fechada) foi significativamente (p<0,05) associada à seroprevalência de MAP (Quadro 8). As explorações que praticam um sistema de criação aberto tiveram uma seroprevalência significativamente mais elevada do que as explorações com um sistema de criação fechado. Além disso, as explorações de criação aberta tinham 1,91 vezes mais probabilidades de ter MAP do que as explorações de criação fechada.

Em termos gerais, o sinal de diarreia não foi significativamente associado à seroprevalência da MAP (Quadro 9). No entanto, nos caprinos, o sinal de diarreia foi significativamente (p<0,05) associado à seroprevalência da MAP. Além disso, os animais com sinais de diarreia tinham maior probabilidade de doença do que os animais sem sinais de diarreia.

Quadro -9 Associação da diarreia e da emaciação com a ocorrência de MAP em ovinos e caprinos

	Diarreia	Positivo	Negativo	Total	Prevalência	Valor P	Probabilidades	Rácio de probabilidade
Ovinos	Sim	34	29	63	53.9%	>0.05	1.17	1.17/1.08 =1.08
	Não	92	85	117	78.6%		1.08	
Cabras	Sim	5	6	11	45.4%	<0.05	0.83	0.83/0.20 =4.15
	Não	7	34	41	17%		0.20	
Total	Sim	39	35	74	52.7%	>0.05	1.11	1.11/0.83 =1.33
	Não	99	119	218	45.4%		0.83	
Emaciação	Sim	46	45	91	50.5%	>0.05	1.02	1.02/0.84 =1.27
	Não	92	109	201	45.7%		0.8	

Ao contrário de outros estudos anteriores, vários riscos não foram associados à seropositividade da MAP no presente estudo. Estes factores incluíram sinais de emaciação, substituição na exploração, limpeza dos compartimentos, recursos hídricos, encontro com animais selvagens, contaminação da alimentação e da água, separação de animais doentes e tratamento de animais com sinais de emaciação e diarreia (Quadro 9-11).

O nível de escolaridade do proprietário foi significativamente ($p<0,05$) associado à soroprevalência de MAP (Tabela 11). A seroprevalência foi significativamente ($P<0,05$) mais elevada nas explorações em que o proprietário tinha um nível de escolaridade < ensino secundário do que nas explorações em que o proprietário tinha um nível de escolaridade > ensino secundário.

Quadro - 10 Associação entre a substituição na exploração, a limpeza dos currais , a fonte de água e o encontro com animais selvagens e a ocorrência de MAP em ovinos e caprinos

Fator de risco		Positivo	Negativo	Total	Prevalência	Valor P	Probabilidades	Rácio de probabilidade
Substituição na exploração	Sim	62	65	127	48.8%	>0.05	0.95	0.95/0.85= 1.11
	Não	76	89	165	46%		0.85	
Canetas de limpeza	Bom	104	125	229	45.4%	>0.05	0.83	1.17/0.83 =1.40
	Pobres	34	29	63	53.9%		1.17	
Fonte de água	Fluxo	110	113	243	45.2%	>0.05	0.82	1.33/0.82= 1.62
	Bem	28	21	49	57.1%		1.33	
Encontro com animais selvagens	Sim	106	122	228	46.4%	>0.05	0.86	1/0.86=1.16
	Não	32	32	64	50%		1	

Quadro -11 Associação entre a contaminação da água ou dos alimentos com materiais fecais, a separação de animais doentes, o tratamento de animais com sinais de emaciação e o nível de educação do proprietário e a ocorrência de MAP em ovinos e caprinos

Fator de risco		Positivo	Negativo	Total	Prevalência	Valor P	Probabilidades	Rácio de probabilidade
Contaminação da água ou dos alimentos para animais com materiais fecais	Sim	80	74	154	51.9%	>0.05	1.08	1.08/0.75= 1.44
	Não	58	80	138	42%		0.72	
Separação de animais doentes	Sim	109	129	238	45.7%	>0.05	0.84	1.53/.75= 2.04
	Não	29	25	54	53.7%		1.16	
Tratamento em animais com sinais de emaciação e diarreia	Sim	134	149	283	47.3%	>0.05	0.89	0.89/0.8= 1.11
	Não	4	5	9	44.4%		0.8	
Nível de educação do proprietário	Sim	68	58	126	53.9%	<0.05	1.17	1.17/0.73= 2.72
	Não	70	96	166	42.1%		0.73	

Capítulo 5
DISCUSSÃO

A paratuberculose é uma infeção intestinal granulomatosa crónica de distribuição mundial que afecta espécies de ruminantes selvagens e domésticos (Singh *et al.*, 2009 e Singh *et al.*, 2010). O objetivo deste estudo foi determinar a seroprevalência de *Mycobacterium avium* subsp. *Paratuberculosis (*MAP) na população de pequenos ruminantes . Outro objetivo deste estudo era identificar os potenciais factores de risco da MAP em pequenos ruminantes, que poderiam ser utilizados para desenvolver um programa de controlo eficaz da MAP no futuro.

A identificação do agente patogénico por cultura bacteriana é a norma de ouro para o diagnóstico da paratuberculose (OIE, 2013 e Gilardoni *et al.*, 2012). No entanto, devido à falta de excreção nas fases iniciais, à excreção esporádica ou às limitações dos métodos de cultura, este teste não permite uma identificação adequada dos animais efetivamente infectados (Thrusfield, 2005). Nielsen (Nielsen, 2008) propôs que a presença de anticorpos era uma forte medida da progressão da infeção por MAP, particularmente em animais sem excreção e com excreção transitória. No presente estudo, foi utilizado o método i-ELISA para classificar os animais como seropositivos ou seronegativos. O rácio amostra/positivo (S/P) para cada amostra foi calculado e comparado com os valores de interpretação fornecidos pelo fabricante do kit (Quadro 01). Apenas os animais positivos e fortemente positivos foram considerados como positivos no teste i-ELISA sérico.

5.1. Seroprevalência da MAP em ovinos e caprinos.

O estudo fornece dados sobre a seroprevalência e os factores de risco da MAP em diferentes raças de ovinos e caprinos dos distritos de Ganderbal e Budgam, no vale de Caxemira. A seroprevalência da MAP no presente estudo (47,26%) foi mais elevada do que noutras partes da Índia. Na Índia, a seroprevalência da MAP em ovinos é de 16% a 45% (Singh *et al* 2010 e Dixit *et al* 2013).g num estudo sobre ovinos e caprinos, as seroprevalências aparentes e verdadeiras com base no animal individual, dentro do rebanho e entre rebanhos foram relatadas como 8% - 8,9%, 17,1% - 20,4%, 46,7% - 57,8% em bovinos; 48% - 100%, 48%- 100%, 100% - 100% em ovinos; e 24% - 35,9%, 25,7% - 38,6%, 93,3% -100% em caprinos, respetivamente (Celik e Thrutoglu..., 2017). Houve relatos de doença em ovinos e caprinos do vale da Caxemira (Bhat *et al.* 2018; Shah *et al.* 2012 e Mir *et al.* 2009). Na Caxemira, ovelhas Merino , a soroprevalência aparente e verdadeira de MAP é relatada como 43,3% e 73,8%, respetivamente (Bhat *et al.,* 2020)

Barrero *et al.* (2019) observaram uma seroprevalência global verdadeira de 22,54% em rebanhos de cabras. Singh *et al.* (2010) comunicaram que a seroprevalência da MAP em pequenos ruminantes era de 22,5 % utilizando um teste ELISA autóctone. Lee *et al.* (2006) referiram que a seroprevalência aparente nos rebanhos variava entre 18,2 e 38,2 por cento nos rebanhos de cabras negras. As nossas observações estão de acordo com estes relatórios de seroprevalência. Maity *et al.* (2018) registaram uma seroprevalência de MAP de 51,28% em ovinos Gaddi migratórios de Himachal Pradesh. Iarussi *et al.* (2019) comunicaram uma seroprevalência real de 66,2 % a nível do bando e de 9,7 % a nível do animal.

Muitos trabalhadores têm relatado uma seroprevalência baixa. Ahmed (2010) mostrou que 7,6% das amostras eram positivas para anticorpos contra a MAP. Liapi *et al.* ., (2011) referiram que a seroprevalência média dentro do bloco em ovinos e caprinos era de 9,9% e 7,9%. *Kostoulas et al.* (2006) referiram que a prevalência real de animais infectados subclinicamente em ovinos e caprinos era de 14,9% e 35,9%, respetivamente. Khamassi *et al.* (2020) mostraram que 3,25% eram seropositivos à MAP em explorações de ovinos geridas extensivamente. Mejía *et al.* (2015) mostraram que as prevalências aparente e verdadeira eram de 5,16% e 7,6%, respetivamente. A carga biológica média de MAP a nível da exploração foi registada como sendo de 23,0% em ovinos da Índia (Singh *et al.* 2014). Borujeni *et al.* (2020) comunicaram que a seroprevalência aparente e verdadeira da MAP era de 6,87 % e 13,34 %, respetivamente, em ovinos, e de 7,07 % e 13,68 %, respetivamente, em caprinos.

No entanto, muitos trabalhadores registaram prevalências elevadas. Bauman *et al.* (2016) comunicaram a prevalência a nível da exploração de 83,0 por cento para as cabras leiteiras e 66,8 por cento para as ovelhas leiteiras. Singh *et al* (2008) comunicaram que a prevalência de MAP com base na cultura de tecidos, na PCR de tecidos e no kit ELISA era de 51,7, 37,9 e 46,5 %, respetivamente. Noutro estudo, Singh *et al.* (2013) comunicaram a prevalência da infeção por MAP por microscopia em ovinos (32,0%) e caprinos (21,6%) de oito estados indianos através da coloração de Ziehl Neelsen de esfregaços fecais .

No presente estudo, a seroprevalência da MAP foi significativamente mais elevada nos ovinos do que nos caprinos, e os ovinos tinham 3,7 vezes mais probabilidades de desenvolver MAP do que os caprinos. A prevalência da MAP nos caprinos foi mais elevada do que a comunicada por Shah *et al.* (2012), que comunicaram a prevalência de 34, 5 e 8% por exame de esfregaço fecal, exame de punção rectal e PCR fecal, respetivamente, em caprinos de Caxemira. Shabana *et al.* (2020) referiram que a seroprevalência da MAP era de 11,1% em ovinos e de 13,8% em caprinos. À semelhança do nosso estudo, foi registada uma taxa de seroprevalência mais baixa de 19,6-31,8% e de 30,9-50,0% em cabras do oeste Rajastão e Uttar Pradesh, respetivamente (Singh *et al.*2007a e Singh *et al.*2007b). Goswami *et al.* (2000) registaram uma seroprevalência muito baixa de 13,5 por cento numa exploração organizada de cabras Pashmina.

Não se registou uma associação significativa entre a seroprevalência da MAP e o sexo dos animais amostrados, o que está de acordo com os resultados de Bhat *et al.* (2020). Diferentes estudos registaram uma seroprevalência variada em diferentes grupos etários de ovinos e caprinos. Singh *et al.* (2013) indicaram que a seroprevalência da doença de Johne em função da idade no rebanho caprino de Mehsana era de 0,0 % nos 0-3 meses, 0,0 % nos 3-6 meses, 22,0 % nos 6-12 meses e 90,4 % nos >12 meses. Bhat *et al.* (20 20) registaram uma seroprevalência significativamente mais elevada em ovinos com mais de 3 anos do que em ovinos com menos de 3 anos de idade. À semelhança dos nossos resultados, Singh *et al.* (2007) não observaram qualquer associação da seroprevalência da MAP com a idade dos ovinos. Além disso, a maior probabilidade de doença em animais jovens estava de acordo com achados publicados anteriormente (Khamassi *et al.*, 2020 e Iarussi *et al.*, 2019)

5.2 Fator de risco associado à ocorrência de MAP em ovinos e caprinos

A epidemiologia da MAP é complicada, com um longo período de incubação, a capacidade de infetar e sobreviver em múltiplos hospedeiros mamíferos, a capacidade de escapar à resposta imunitária do hospedeiro, um período latente que varia de meses a anos e uma sobrevivência mais longa no ambiente. Estas caraterísticas, combinadas com a falta de bons testes de diagnóstico, têm impedido os esforços de erradicação, com resultados mínimos. Em animais infectados subclinicamente, o diagnóstico e o controlo da doença são extremamente difíceis, uma vez que a doença se propaga antes de surgirem indicações clínicas (Sohal *et al.*, 2007). Ainda hoje, alguns elementos epidemiológicos da paratuberculose não foram identificados e nenhum país ou região conseguiu erradicar a doença a nível mundial (OIE, 2013).

Para determinar a prevalência da doença, muitos investigadores avaliaram e quantificaram os elementos de maneio que podem estar associados à MAP. A maioria das sugestões actuais de controlo da doença de Johne baseia-se em estratégias de maneio destinadas a limitar a introdução e a propagação da MAP. Os dados disponíveis sobre os factores de risco da MAP nos ovinos e caprinos do vale de Caxemira são muito insuficientes. No presente estudo, foi concebido um questionário para avaliar os factores de risco individuais associados à seroprevalência da MAP. O questionário incluía muitos factores de risco que são apresentados no quadro 2.

A associação significativa do tamanho menor do lote com a seroprevalência de MAP contrastou com os resultados de Bhat *et al.* (2020). No entanto, à semelhança do nosso estudo, a seroprevalência de MAP foi relatada como sendo mais elevada em rebanhos de pequena dimensão em comparação com rebanhos de grande dimensão no sul de Itália (Iarussi *et al.*, 2019). Uma taxa de lotação mais elevada tem sido associada a uma maior prevalência de infeção por MAP em ovinos (Dhand *et al.*, 2007 e Attili *et al.*, 2011). É importante mencionar que, no vale de Caxemira, a taxa de densidade animal é geralmente mais elevada nas explorações de ovinos/caprinos com menor número de animais do que nas explorações com maior número de animais. Por isso, sugerimos que, mais do que o tamanho do rebanho, a taxa de lotação é o fator de risco real para a MAP neste estudo. Semelhante à nossa sugestão, Attili *et al.* (2011) relataram que a maior prevalência em grandes rebanhos estava relacionada a efeitos dependentes da densidade, onde o alojamento fornecia espaço inadequado para um grande número de animais, favorecendo assim a propagação de infecções contagiosas. A densidade populacional, em função do tamanho do rebanho, aumenta a chance de exposição à infeção nessas situações.

No que diz respeito à transumância, os nossos resultados contrastam com os de Bhat *et al.* (2020), que referiram que a transumância dos pequenos ruminantes estava significativamente associada à seroprevalência da MAP. Um único animal (clinicamente ou subclinicamente infetado) é suficiente para contaminar um bando e disseminar a MAP a outros bandos na ausência de precauções de biossegurança. Consequentemente, os animais que entram num bando sem serem colocados em quarentena foram factores de risco significativos para a seropositividade à MAP no presente estudo. Bauman *et al.* (2016) recomendaram a implementação de práticas de gestão estratégica como práticas de quarentena que devem ser aplicadas para a prevenção e o controlo da paratuberculose. Os resultados do presente estudo estão de acordo com dados publicados anteriormente no vale da Caxemira (Bhat *et al.*, 2020).

A presença de gado na exploração foi significativamente associada à prevalência de MAP. Khamassi *et al.* (2020) também relataram maior infeção por MAP em ovinos misturados com bovinos. Outros trabalhadores também observaram uma associação positiva significativa entre a presença de outras espécies e a seroprevalência de MAP (Iarussi *et al.*, 2019). No presente estudo, verificou-se que o pastoreio de ovinos e caprinos com outras espécies animais estava significativamente associado à seroprevalência de MAP. Bhat *et al.* (2020) relataram que o pastoreio com gado foi um fator de risco significativamente ($P < 0{,}05$) associado à soroprevalência de MAP ($\chi 2 = 4{,}04$; $P < 0{,}05$; OR = 7,2). No entanto, Iarussi *et al.* (2019) relataram que o pastoreio com gado não foi significativamente associado à soroprevalência de MAP.

A implementação de estratégias de biossegurança, como a criação fechada em explorações de caprinos e ovinos leiteiros, é recomendada para reduzir os factores de risco plausíveis para a MAP (Bauman *et al.*, 2016). O presente estudo também defende a utilização de um sistema de criação fechado para a prevenção da MAP, uma vez que a seroprevalência foi significativamente mais elevada nas explorações que praticam a criação aberta. O uso de carneiros infectados pode representar um perigo de disseminação de MAP por transmissão sexual horizontal (Buergelt *et al.*, 2004). Semelhante aos nossos resultados, a troca ou compartilhamento de carneiros para o rebanho foi relatada como um fator de risco crítico associado à soropositividade de MAP (Morales *et al.* 2020).

No presente estudo, a alimentação dos jovens com leite foi praticada em todos os animais da amostra, pelo que não foi possível estabelecer a associação deste fator com a ocorrência de MAP. No entanto, observou-se que este fator estava significativamente associado à MAP noutros estudos.

A diarreia foi significativamente associada à ocorrência de MAP na altura da colheita de amostras em caprinos, mas não em ovinos e em geral. Os ovinos infectados com MAP são considerados uma doença silenciosa, subclínica ou clínica e o mesmo foi observado no nosso estudo. A não associação da emaciação com a seroprevalência da MAP indica que a maioria dos animais seropositivos não apresentava a forma clínica da doença na altura da amostragem.

O nível de educação do proprietário foi significativamente associado à seroprevalência de MAP . De acordo com os presentes resultados, foi relatado que a probabilidade de seropositividade aumenta em 2,26 se os agricultores tiverem pouca educação (Iarussi *et al.*, 2019). Este fator de risco não foi previamente estudado em ovinos e caprinos do vale de Caxemira. Sugerimos que são necessárias estratégias adequadas para a formação técnica eficaz dos agricultores para o controlo e a propagação da MAP, a fim de abordar as deficiências biológicas, estruturais e de gestão das explorações semi-extensivas de ovinos e caprinos.

Foi observada uma associação não significativa entre a seroprevalência de MAP e a substituição na exploração, a limpeza dos compartimentos, a contaminação da água ou dos alimentos com materiais fecais, o tratamento de animais com sinais de emaciação e diarreia, a fonte de água, o encontro com animais selvagens (urso/ veado da Caxemira, etc.), À semelhança dos nossos resultados, não se verificou que a vida selvagem estivesse associada à infeção por MAP em ovinos da Austrália (Dhand *et al.*, 2007).

Capítulo 6
RESUMO E CONCLUSÃO

A infeção infecciosa, crónica e ocasionalmente fatal da paratuberculose, também conhecida como doença de John, afecta principalmente o intestino delgado dos ruminantes. Os indicadores clínicos da paratuberculose são o definhamento e a diarreia lentamente progressivos, que são intermitentes no início, mas que se tornam mais graves até estarem presentes de forma consistente. Os animais afectados morrem geralmente devido à desidratação e à caquexia aguda.

Neste estudo, 292 animais (240 ovinos e 52 caprinos) foram submetidos a um rastreio da seroprevalência da MAP. A seroprevalência foi estimada com base no título de anticorpos contra a MAP no soro. As amostras de sangue foram colhidas assepticamente por punção da veia jugular em frascos com ativador de coágulos. O teste Serum i-ELISA identificou amostras de soro como positivas num total de 292 amostras de soro. A seroprevalência foi significativamente mais elevada nos ovinos (52,5%) do que nos caprinos. A seroprevalência não diferiu significativamente entre os diferentes grupos etários de ovinos e caprinos. Além disso, a seroprevalência não diferiu significativamente ($P<0,05$) entre machos e fêmeas e entre as várias raças de ovinos e caprinos.

Os dados disponíveis sobre os factores de risco da MAP em ovinos e caprinos do vale de Caxemira são muito insuficientes. No presente estudo, foi elaborado um questionário para avaliar os factores de risco individuais associados à MAP. O questionário baseava-se na espécie, sexo, idade, raça, tamanho do rebanho, transumância, prática de quarentena, presença de outras espécies na exploração (bovinos, equinos, aves), pastoreio com outras espécies animais, sistema de criação, substituição de animais, limpeza de compartimentos, contaminação da água ou dos alimentos com materiais fecais, alimentação dos animais jovens com leite, tratamento de animais com sinais de emaciação e diarreia, fonte de água, encontro com animais selvagens (urso/ veado de Caxemira, etc.) e nível de educação do proprietário. O tamanho do rebanho, a prática de quarentena, a presença de gado na exploração, o pastoreio com outras espécies animais, o sistema de criação e o nível de educação do proprietário foram significativamente ($p<0,05$) associados à ocorrência de MAP em caprinos e ovinos. O sinal de diarreia foi associado à ocorrência de MAP apenas em caprinos. Vários factores de risco não foram significativamente associados à ocorrência de MAP em ovinos e caprinos, como a transumância, o sinal de emaciação, a substituição na exploração, a limpeza dos compartimentos, a contaminação da água ou dos alimentos com materiais fecais, a separação de animais doentes, o tratamento de animais suspeitos e as fontes de água. No entanto, de entre estes factores de risco não significativamente associados, vários factores tinham probabilidades superiores a 1,5. A alimentação dos animais jovens com leite não pôde ser avaliada como fator de risco para a ocorrência de MAP no presente estudo, uma vez que era praticada em todos os animais da amostra.

Conclusões

- A seroprevalência global da MAP em ovinos e caprinos utilizando o kit ELISA indígena foi de 47,26%sendo significativamente ($p <0,05$) mais elevada nos ovinos do que nos caprinos.
- As ovelhas tinham 3,68 vezes mais probabilidades de desenvolver MAP do que as cabras.
- Os factores de risco significativamente ($p<0,05$) associados à seropositividade da MAP em ovinos e caprinos foram a dimensão do rebanho, a presença de gado na exploração, o sistema de criação, o nível de educação do proprietário, a prática de quarentena e o pastoreio com outras espécies animais.

- O sinal clínico de diarreia foi significativamente ($p<0,05$) associado à ocorrência de MAP em caprinos, mas não em ovinos
- Os factores de risco sanitário não foram significativamente ($p<0,05$) associados à ocorrência de MAP.
- A alimentação dos jovens com leite era praticada em todos os animais da amostra, pelo que não foi possível estabelecer a associação deste fator com a ocorrência de MAP.

LITERATURA CITADA

Ahmed I M. 2010. Serodiagnóstico da doença de Johne por ELISA indireto em ovinos. *Jornal* Iraquiano *de Ciências Veterinárias* **24** (1):41-43.

Anderson, J.L., Meece, J.K., Koziczkowski, J.J., Clark Jr, D.L., Radcliff, R.P., Nolden, C.A., Samuel, M.D. e Ellingson, J.L. 2007. Mycobacterium avium subsp. paratuberculosis em mamíferos necrófagos no Wisconsin. *Journal of Wildlife Diseases* **43**(2): 302-308.

Angelidou, E., Kostoulas, P. e Leontides, L. 2014. Factores ao nível do rebanho associados ao risco de infeção por Mycobacterium avium subsp. paratuberculosis (MAP) em rebanhos de cabras leiteiras gregas. *Medicina Veterinária Preventiva* **117**(1): 233-241.

Anna Rita, A., Victor, N.N., Silvia, P., Luciana, P., Anastasia, D. e Vincenzo, C. 2011. Paratuberculose ovina: Um estudo de seroprevalência em rebanhos leiteiros criados na região de Marche, Itália. *Medicina Veterinária Internacional*, 2011.

Antognoli, M.C., Garry, F.B., Hirst, H.L., Lombard, J.E., Dennis, M.M., Gould, D.H. e Salman, M.D. 2008. Caracterização da infeção disseminada por Mycobacterium avium subespécie paratuberculosis em bovinos leiteiros e sua associação com resultados de testes antemortem. *Microbiologia veterinária* **127**(3-4): 300-308.

Barrero Domínguez, B., Luque, I., Huerta, B., Gomez Laguna, J., Galán Relaño, Á., Gómez Gascón, L., Sánchez, M. e Astorga, R.J. 2019. Paratuberculose em rebanhos de cabras leiteiras do sul da Espanha: fatores de risco associados à soroprevalência. *Registo* **Veterinário185**(19): 600-600.

Bauman, C.A., Jones-Bitton, A., Jansen, J., Kelton, D. e Menzies, P. 2019. Avaliação da PCR do leite do tanque a granel e dos testes ELISA modificados do leite do tanque a granel para a deteção de paratuberculose no nível do rebanho em laticínios de cabras e ovelhas em Ontário, Canadá. *Journal of dairy* **science102**(1):511-520.

Bauman, C.A., Jones-Bitton, A., Menzies, P., Jansen, J. e Kelton, D. 2016. Paratuberculose em fazendas leiteiras de pequenos ruminantes em Ontário, Canadá: Um inquérito sobre práticas de gestão. *The Canadian Veterinary Journal* **57**(5): 523-530.

Beard, P.M., Daniels, M.J., Henderson, D., Pirie, A., Rudge, K., Buxton, D., Rhind, S., Greig, A., Hutchings, M.R., McKendrick, I. e Stevenson, K. 2001. Paratuberculosis infection of nonruminant wildlife in Scotland (Infeção por paratuberculose em animais selvagens não ruminantes na Escócia). *Journal of Clinical Microbiology* **39**(4): 1517-1521.

Beard, P.M., Henderson, D., Daniels, M.J., Pirie, A., Buxton, D., Greig, A., Hutchings, M.R., McKendrick, I., Rhind, S., Stevenson, K. e Sharp, J.M. 1999. Evidence of paratuberculosis in fox. *Vet. Rec* **145**: 612-613.

Begg, D.J., O'brien, R., Mackintosh, C.G. e Griffin, J.F.T. 2005. Modelo de infeção experimental da doença de Johne em ovinos. *Infection and Immunity* **73**(9): 5603-5611.

Behr, M.A. e Kapur, V. 2008. A evidência de Mycobacterium paratuberculosis na doença de Crohn. *Opinião Atual em Gastroenterologia* **24**(1): 17-21.

Bhat, A.M., Malik, H., Mir, M.S., Chaubey, K.K. e Singh, S.V. 2020. Estudo transversal sobre seroprevalência e análise de factores de risco de Mycobacterium avium subsp. paratuberculosis em rebanhos de ovelhas Merino da Caxemira Central, Índia. *Small Ruminant Research* **193**:106266.

Bhat, A.M., Malik, H.U., Singh, S.V., Hussain, T., Chaubhey, K.K., Rehman, R.W.Y. e Qadri, S.I. 2018. Bio-prevalência e diagnóstico molecular da infeção por Mycobacterium avium Subsp paratuberculosis na população de pequenos ruminantes do distrito de Ganderbal, no vale da Caxemira. *Jornal de Estudos de Entomologia e Zoologia* **6**(1): 01-04.

Biswal, S., Pany, S.S., Sahoo, N., Singh, M. e Singh, S.V. 2018. Seroprevalência de Mycobacterium avium subespécie paratuberculosis (MAP) na população caprina de Bhubaneswar, Odisha, Índia. *Revista Internacional de Microbiologia Atual e Ciências Aplicadas* **7**(1):1618-1623.

Borujeni , M.P., Hajikolaei, M.R.H., Ghorbanpoor, M., Sahar, H.E., Bagheri, S. e Roveyshedzadeh, S. 2020. Comparação da infeção por Mycobacterium Avium Subsp. Paratuberculosis (MAP) em bovinos, ovinos e caprinos após a deteção de casos clínicos: Facto e Ficção. *Preprint DOI:10.21203/rs.3.rs-41378/v1*

Buyuk, F., Celebi, O., Akca, D., Otlu, S., Tazegul, E., Gulmez, A. e Sahin, M. 2014. Estimativa das prevalências aparente e verdadeira da paratuberculose em rebanhos ovinos da região de Kars, no nordeste da Turquia. *Veterinarni Medicina* **59**(7): 331-335.

Carvalho, I.A., Silva Jr, A., Campos, V.E.B. e Moreira, M.A.S. 2009. Deteção de Mycobacterium avium subespécie paratuberculosis por reação em cadeia da polimerase em leite bovino no Brasil. *Journal of dairy science* **92**(11): 5408-5410.

Celik, A. e Turutoglu, H. 2017. Seroprevalência da paratuberculose em bovinos, ovinos e caprinos em Burdur, sudoeste da Turquia. *Israel Journal of Veterinary Medicine* **72**(1): 30-36.

Chern , E.C., King, D., Haugland, R. e Pfaller, S. 2015. Avaliação de ensaios quantitativos de reação em cadeia da polimerase dirigidos a Mycobacterium avium, M. intracellulare e M. avium subespécie paratuberculosis em biofilmes de água potável. *Journal of water and health* ***13***(1): 131-139.

Chiodini, R.J. e Van Kruiningen, H.J. 1983. Eastern white-tailed deer as a reservoir of ruminant paratuberculosis. *Journal of the American Veterinary Medical Association* **182**(2):168-169.

Chiodini, R.J., Van Kruiningen, H.J. e Merkal, R.S. 1984. Paratuberculose dos ruminantes (doença de Johne): The current status and future prospects. *Cornell veterinarian* **74**(3): 218-262.

Coelho, A.C., Pinto, M.L., Coelho, A.M., Aires, A. e Rodrigues, J. 2010. Levantamento seroepidemiológico de Mycobacterium avium subsp. paratuberculosis em ovinos do Norte de Portugal. *Pesquisa Veterinária Brasileira* **30**(11): 903-908.

Coelho , A.C., Pinto, M.L., Silva, S., Coelho, A.M., Rodrigues, J. e Juste, R.A. 2007. Seroprevalência da infeção por paratuberculose ovina no Nordeste de Portugal. *Small Ruminant Research* **71**(1-3): 298-303.

Collins, M.T. 2003. Paratuberculose: revisão dos conhecimentos actuais. *Ata Veterinaria Scandinavica* **44**(3-4): 217-221

Collins, M.T. 2003. Update on paratuberculosis: 1. Epidemiology of Johne's disease and the biology of Mycobacterium paratuberculosis. *Irish Veterinary Journal* **56**(11): 565-574.

Corn, J.L., Manning, E.J., Sreevatsan, S. e Fischer, J.R. 2005. Isolamento de Mycobacterium avium subsp. paratuberculosis de aves e mamíferos que vivem em liberdade em instalações pecuárias. *Applied and environmental* **microbiology71**(11): 6963-6967.

De Juan , L., Alvarez, J., Romero, B., Bezos, J., Castellanos, E., Aranaz, A., Mateos, A. e Domínguez, L. 2006. Comparação de quatro meios de cultura diferentes para o isolamento e crescimento de estirpes de Mycobacterium avium subsp. paratuberculosis do tipo II e do tipo I/III isoladas de bovinos e caprinos. *Applied and Environmental* ***Microbiology72***(9): 5927-5932.

Dennis, M.M., Reddacliff, L.A. e Whittington, R.J. 2011. Estudo longitudinal das caraterísticas clinicopatológicas da doença de Johne em ovinos naturalmente expostos ao Mycobacterium avium subespécie paratuberculosis. *Veterinary* **Pathology48**(3): 565-575.

Dhand, N.K., Eppleston, J., Whittington, R.J. e Toribio, J.A.L. 2009. Association of farm soil characteristics with ovine Johne's disease in Australia (Associação das caraterísticas do solo da exploração com a doença de Johne dos ovinos na Austrália). *Preventive Veterinary Medicine* **89**(1-2): 110-120.

Dhand, N.K., Toribio, J.A.L. e Whittington, R.J. 2009. Adsorção de Mycobacterium avium subsp. paratuberculosis a partículas de solo. *Microbiologia Aplicada e Ambiental* **75**(17): 5581-5585.

Ehui, S., Benin, S., e Gebreselassie, N. 2000. Factors affecting urban demand for live sheep: the case of Addis Ababa, Ethiopia (Vol. 31). ILRI (também conhecido como ILCA e ILRAD

Ellingson , J.L., Anderson, J.L., Koziczkowski, J.J., Radcliff, R.P., Sloan, S.J., Allen, S.E. e Sullivan, N.M. 2005. Deteção de Mycobacterium avium subsp. paratuberculosis viável em leite integral pasteurizado a retalho por dois métodos de cultura e PCR. *Journal of Food Protection* **68**(5): 966-972.

Fecteau, M.E., Whitlock, R.H., Buergelt, C.D. e Sweeney, R.W. 2010. Exposição de jovens bovinos leiteiros ao Mycobacterium avium subsp. paratuberculosis (MAP) através do pastoreio intensivo de pastagens contaminadas num rebanho positivo para a doença de Johne. *The Canadian Veterinary Journal* **51**(2): 198.

Ferroglio, E., Nebbia, P., Robino, P., Rossi, L. e Rosati, S. 2000. Mycobacterium paratuberculosis infection in two free-ranging Alpine ibex. *Revue Scientifique et Technique (Gabinete Internacional de Epizootias)* **19**(3): 859-862.

Florou, M., Leontides, L., Kostoulas, P., Billinis, C., Sofia, M., Kyriazakis, I. e Lykotrafitis, F. 2008. Isolamento de Mycobacterium avium subespécie paratuberculosis de animais selvagens não ruminantes que vivem nos estábulos e nas pastagens de ovinos e caprinos gregos. *Epidemiologia e Infeção* **136**(5): 644-652.

Gilardoni, L.R., Paolicchi, F.A. e Mundo, S.L. 2012. Paratuberculose bovina: uma revisão das vantagens e desvantagens de diferentes testes de diagnóstico. *Revista Argentina de Microbiología* **44**(3): 201-215.

Gillan, S., O'Brien, R., Hughes, A.D. e Griffin, J.F.T. 2010. Identificação de parâmetros imunitários para diferenciar estados de doença entre ovinos infectados com Mycobacterium avium subsp. paratuberculosis. *Clinical and Vaccine* **Immunology17**(1): 108-117.

Goswami, T.K., Tewari, V., Gupta, A., Mall, R. e Ram, G.C. 2000. Seroprevalence of Mycobacterium paratuberculosis in an organized pashmina goat farm. *Indian Journal of Comparative Microbiology, Immunology and Infectious Diseases* **21**(2): 132-135.

Grant , I.R. 2003. Mycobacterium paratuberculosis e leite. *Ata Vet Scandinavian* **44**(3-4): 261-6.

Greenstein, R.J. 2003. A doença de Crohn é causada por uma micobactéria? Comparações com a lepra, a tuberculose e a doença de Johne. *The Lancet Infectious Diseases* **3**(8): 507-514.

Greig, A., Stevenson, K., Henderson, D., Perez, V., Hughes, V., Pavlik, I., Hines, M.E., McKendrick, I. e Sharp, J.M. 1999. Epidemiological study of paratuberculosis in wild rabbits in Scotland (Estudo epidemiológico da paratuberculose em coelhos selvagens na Escócia). *Journal of Clinical Microbiology* **37**(6): 1746-1751.

Greig , A., Stevenson, K., Perez, V., Pirie, A.A., Grant, J.M. e Sharp, J.M. 1997. Paratuberculose em coelhos selvagens (*Oryctolagus cuniculus*). *Registo Veterinário* **140**(6): 141-143.

Harding , H.P. 1959. A histopatologia da infeção por Mycobacterium johnei em pequenos animais de laboratório. *The Journal of Pathology and Bacteriology* **78**(1): 157-169.

Hashizume, Y., Takise, A. e Shimizu, Y. 2012. Infeção disseminada do complexo Mycobacterium avium num hospedeiro comprometido. *Medicina Interna* **51**(13): 1809-1810.

Hermon -Taylor, J., Bull, T.J., Sheridan, J.M., Cheng, J., Stellakis, M.L. e Sumar, N. 2000. Causalidade da doença de Crohn por *Mycobacterium avium subspeciesparatuberculosis*. *Canadian Journal of Gastroenterology* **14**(6): 521-539.

Hernández Agudelo, J.M., García Tamayo, Y.M. e Fernández Silva, J.A. 2017. Soroprevalência de Mycobacterium avium ssp. paratuberculosis em pequenos ruminantes em um rebanho em Antioquia, Colômbia. *Revista Ciencia Agricultura* **14**(2): 49-58.

Hernández -Agudelo, M., Collado, B., Tejeda, C., Ramírez-Vásquez, N.F., Fernández-Silva, J.A. e Salgado, M.A. 2021. Prevalência da infeção por Mycobacterium avium subsp. paratuberculosis em rebanhos de ovinos de três regiões de Antioquia, Colômbia. *Austral Journal of Veterinary Sciences* **53**(2): 83-90.

Hilbink, F., West, D.M., De Lisle, G.W., Kittelberger, R., Hosie, B.D., Hutton, J., Cooke, M.M. e Penrose, M. 1994. Comparação de um teste de fixação do complemento, um teste de difusão em gel e dois ELISA absorvidos e não absorvidos para o diagnóstico da paratuberculose em ovinos. *Veterinary Microbiology* **41**(1-2): 107-116.

Iarussi, F., Paradies, P., Sardaro, R., Rubino, G., Scaltrito, D., Pieragostini, E. e Petazzi, F. 2019. Epidemiologia e fatores de risco de Mycobacterium avium subespécie paratuberculosis em fazendas semi-extensivas de ovinos e caprinos leiteiros da Apúlia, sul da Itália. *Small Ruminant* **Research177**: 89-96.

Janagama , H.K., Bannantine, J.P., Kugadas, A., Jagtap, P., Higgins, L., Witthuhn, B.A. e Sreevatsan, S. 2010. A resposta poupadora de ferro do Mycobacterium avium subsp. paratuberculosis depende da estirpe. *BMC Microbiology* **10**(1): 1-11.

Jarlier , V. e Nikaido , H. 1994. Parede celular micobacteriana: estrutura e papel na resistência natural aos antibióticos. *FEMS Microbiology Letters* **123**(1-2): 11-18.

Khamassi Khbou, M., Romdhane, R., Sassi, L., Amami, A., Rekik, M. e Benzarti, M.H. 2020. Seroprevalência de anticorpos anti-Mycobacterium avium subsp. paratuberculosis em ovelhas fêmeas na Tunísia. *Medicina Veterinária e Ciência* **6**(3): 393-398.

Kopecna, M., Ondrus, S., Literak, I., Klimes, J., Horvathova, A., Moravkova, M., Bartos, M., Trcka, I. e Pavlik, I. 2006. Deteção de Mycobacterium avium subsp. paratuberculosis em dois ursos pardos nos Cárpatos da Europa Central. *Journal of Wildlife Diseases* **42**(3): 691-695.

Kosgey, I. S., e Okeyo, A. M. 2007. Melhoramento genético de pequenos ruminantes em sistemas de produção de pequenos agricultores com poucos factores de produção: Questões técnicas e infra-estruturais. *Small Ruminant Research* **70**(1): 76-88

Kostoulas, P., Leontides, L., Billinis, C., Amiridis, G.S. e Florou, M. 2006. A associação da paratuberculose subclínica com a fertilidade das ovelhas e cabras leiteiras gregas varia com a paridade. *Medicina Veterinária Preventiva* **74**(2-3): 226-238.

Kumar, P., Singh, S.V., Bhatia, A.K., Singh, A.V., Yadav, D., Sharma, G., Kumar, S., Sevilla, I. e Juste, R.A. 2004, outubro. Paratuberculose juvenil em caprinos e sua caraterização molecular. In *Proceedings of the XXII annual conference of Indian association of veterinary microbiologists, immunologists and specialists in infectious diseases* (pp. 14-5).

Kumar, S., Singh, S.V., Singh, A.V., Singh, P.K., Sohal, J.S. e Maitra, A. 2010. Interface entre animais selvagens (Boselaphus tragocamelus) e pequenos ruminantes (cabras e ovelhas) na transmissão do genótipo "tipo bisonte" de Mycobacterium avium subespécie paratuberculosis na Índia. *Comparative Immunology, Microbiology and Infectious Diseases* **33**(2): 145-159.

Lambeth, C., Reddacliff, L.A., Windsor, P., Abbott, K.A., McGregor, H. e Whittington, R.J. 2004. Intrauterine and transmammary transmission of Mycobacterium avium subsp paratuberculosis in sheep. *Australian Veterinary Journal* **82**(8): 504-508.

Lee, K.W., Jung, B.Y., Moon, O.K., Yang, D.K., Lee, S.H., Kim, J.Y. e Kweon, C.H. 2006. Seroprevalência de Mycobacterium avium subespécie paratuberculosis em cabras pretas coreanas (Capra hircus aegagrus). *Jornal de Ciências Médicas Veterinárias* **68**(12):1379-1381.

Liapi, M., Leontides, L., Kostoulas, P., Botsaris, G., Iacovou, Y., Rees, C., Georgiou, K., Smith, G.C. e Naseby, D.C. 2011. Estimativa Bayesiana da verdadeira prevalência da infeção por Mycobacterium avium subsp. paratuberculosis em rebanhos de ovinos e caprinos leiteiros cipriotas. *Small Ruminant Research* **95**(2-3): 174-178.

Lombard, J.E. 2011. Epidemiologia e economia da paratuberculose. *Clínicas veterinárias: Food Animal Practice* **27**(3): 525-535.

Lovell, R., Levi, M. e Francis, J. 1944. Studies on the survival of Johne's bacilli. *Journal of Comparative Pathology and Therapeutics* **54**:120-129.

Maity, M., Thakur, M. e Gupta, V.K. 2018. Sero-diagnóstico de paratuberculose em ovelhas Gaddi de Himachal Pradesh. *Indian Journal Veterinary Pathology* **42**(3): 202-204.

Mathevon, Y., Foucras, G., Falguières, R. e Corbiere, F. 2017. Estimativa da sensibilidade e especificidade de dois ELISAs séricos e um qPCR fecal para o diagnóstico de paratuberculose em ovinos franceses jovens-adultos sub-clinicamente infectados usando modelagem bayesiana de classe latente. *BMC Veterinary Research* **13**(1):1-11.

McAloon, C.G., Whyte, P., More, S.J., Green, M.J., O'Grady, L., Garcia, A. e Doherty, M.L. 2016. The effect of paratuberculosis on milk yield-A systematic review and meta-analysis. *Journal of Dairy Science* **99**(2):1449-1460.

Mejía Martínez, K., Lemus Flores, Gonzalez Morteo, C.A., Palomares Resendiz, E.G., Díaz Aparicio, E. e Segura Correa, J.C. 2015. Soroprevalência de Paratuberculose em ovinos de Nayarit, México. Pareceres de pesquisa em Ciências Animais e Veterinárias **5(12)**:494-498.

Mir, M.S., Darzi, M.M., Hussain, I. e Wani, S.A. 2009. Ocorrência simultânea de linguatulose visceral e paratuberculose em cabras cruzadas alpinas (*Capra hircus*). *Veterinarski Arhiv* **79**(3): 301-314.

Morales-Pablos, M.I., Mejía-Sánchez, P., Díaz-Aparicio, E., Palomares-Resendiz, E.G., Gutiérrez-Hernández, J.L., Reyna-Granados, J.R., Luna-Nevárez, P., Munguía-Xóchihua, J.A., Segura-Correa, J.C. e Leyva-Corona, J.C. 2020. Factores de risco associados à seroprevalência da paratuberculose em rebanhos de ovinos na região quente-árida de Sonora, México. *Tropical Animal Health and Production* **52**(3):1357-1363.

Morand-Fehr, P., Boutonnet, J.P., Devendra, C., Dubeuf, J.P., Haenlein, G.F.W., Holst, P., Mowlem, L. e Capote, J. 2004. Estratégia para a criação de caprinos no século XXI. *Small Ruminant Research* **51**(2): 175-183

Mpenda, F. e Buza, J. 2014. Seroprevalência da paratuberculose em caprinos e ovinos em Arusha, norte da Tanzânia. *Jornal Internacional de Ciência e Investigação* **3(9)**:541-545.

Mukartal, S.Y., Rathnamma, D., Narayanaswamy, H.D., Isloor, S., Singh, S., Chandranaik, B.M., Methuku, S.R., Elattuvalappil, A.M., Mallaiah, S. e Shambanna, M.S. 2016. Prevalência da doença de Johne Ovina na raça Bannur de ovelhas em fazenda organizada usando vários testes de diagnóstico. *Avanços em Ciências Animais e Veterinárias* **4**(10): 506-512

Münster, P., Völkel, I., Wemheuer, W., Schwarz, D., Döring, S. e Czerny, C.P. 2013. Um estudo longitudinal para caraterizar os padrões de distribuição de Mycobacterium avium ssp. paratuberculosis no sémen, sangue e fezes de um touro naturalmente infetado por IS 900 semi nested e PCR quantitativa em tempo real. *Doenças Transfronteiriças e Emergentes* **60**(2): 175-187.

Naser, S.A., Ghobrial, G., Romero, C. e Valentine, J.F. 2004. Cultura de Mycobacterium avium subespécie paratuberculosis do sangue de doentes com doença de Crohn. *The Lancet* **364**(9439): 1039-1044.

Nielsen, S.S. 2008. Transições nos testes de diagnóstico utilizados para a deteção de infecções por Mycobacterium avium subsp. paratuberculosis em bovinos. *Veterinary Microbiology* **132**(3-4): 274-282.

OIE: Paratuberculose (doença de Johne), capítulo 2.1.11. Manual de Testes de Diagnóstico e Vacinas para Animais Terrestres, pp. 276- 291, 2013.

Okwumabua, O., Shull, E., O' Connor, M., Moua, T.V., Danz, T. e Strelow, K. 2010. Comparação de três métodos de extração de ADN de Mycobacterium avium subespécie paratuberculosis para a reação em cadeia da polimerase a partir de sistemas de cultura em caldo. *Journal of Veterinary Diagnostic Investigation* **22**(1): 67-69.

Pavlik, I., Bartl, J., Dvorska, L., Svastova, P., Du Maine, R., Machackova, M., Ayele, W.Y. e Horvathova, A. 2000. Epidemiology of paratuberculosis in wild ruminants studied by restriction fragment length polymorphism in the Czech Republic during the period 1995-1998. *Veterinary Microbiology* **77**(3-4): 231-251.

Pierce, E.S. 2010. Colite ulcerosa e doença de Crohn: será o Mycobacterium avium subespécie paratuberculosis o vilão comum? *Gut Pathogens* 2(1): 1-11.

Pithua , P. e Kollias, N.S. 2012. Prevalência estimada de paratuberculose caprina em rebanhos de cabras boer no Missouri, EUA. *Veterinary Medicine International* doi: 10.1155/2012/674085

Raguvanshi, T.S., Sharma, R.B., Singh, A.V., Singh, B., Singh, S.V. e Dhama, K. 2010. "Indigenous milk ELISA kit'vis a vis multiple test regime for the estimation of lacto-prevalence of Mycobacterium avium subspecies paratuberculosis in goat herds endemic for johne's disease. *Indian Journal of Comparative Microbiology, Immunology and Infectious Diseases* **31**(1and2): 41-43.

Rathnaiah, G., Zinniel, D.K., Bannantine, J.P., Stabel, J.R., Gröhn, Y.T., Collins, M.T. e Barletta, R.G. 2017. Patogénese, genética molecular e genómica de Mycobacterium avium subsp. paratuberculosis, o agente etiológico da doença de Johne. *Fronteiras em Ciências Veterinárias* **4**:187. doi: 10.3389/fvets.2017.00187

Ray CG, Ryan KJ. Sherris Medical Microbiology, 4th Edition. McGraw-Hill Medical: 2003; p. 992.

Rerkyusuke , S., Kanistanon, K., Porntrakulpipat, S. e Janlun, A. 2018. Factores de risco associados à seroprevalência da paratuberculose em cabras adultas no nordeste da Tailândia. *Thai Journal of Veterinary Medicine* **48**(2):165-170.

Rizwan, M.A., Yaqub, W., Kaleem, M., Iqbal, M.K., Aqib, A.I., Qudus, M.A. e Umer, S. 2017. Serodetecção de Anticorpos para Mycobacterium Avium Subespécie Paratuberculosis em Ovinos juntamente com seus Fatores de Risco Associados no Distrito Rahim Yar Khan, Punjab, Paquistão. *Jornal de Ciências Animais da Universidade de Sindh* **3**(1): 9-13.

Rowe, M.T. e Grant, I.R. 2006. Mycobacterium avium ssp. paratuberculosis e as suas potenciais tácticas de sobrevivência. *Cartas em Microbiologia Aplicada* **42**(4): 305-311.

Schwartz, D., Shafran, I., Romero, C., Piromalli, C., Biggerstaff, J., Naser, N., Chamberlin, W. e Naser, S.A. 2000. Utilização de culturas de curta duração para a identificação de Mycobacterium avium subsp. paratuberculosis em tecidos de doentes com doença de Crohn. *Clinical Microbiology and Infection* **6**(6): 303-307.

Sechi, L.A., Scanu, A.M., Molicotti, P., Cannas, S., Mura, M., Dettori, G., Fadda, G. e Zanetti, S. 2005. Deteção e isolamento de Mycobacterium avium subespécie paratuberculosis a partir de biopsias da mucosa intestinal de doentes com e sem doença de Crohn na Sardenha. *Jornal oficial do Colégio Americano de Gastroenterologia| ACG* **100**(7): 1529-1536.

Shabana , I.I. e Aljohani, A.A. 2020. Soro-vigilância da infeção por Mycobacterium avium subespécie paratuberculosis em ruminantes em Medina. *Journal of Advanced Veterinary and Animal* **Research7**(1): 69-76.

Shah, I.H., Darzi, M.M. e Mir, M.S. 2012. Eficácia comparativa dos testes de punção rectal, esfregaço fecal e reação em cadeia da polimerase fecal para a vigilância da paratuberculose em caprinos (Capra hircus). *SKUAST Journal of Research* **14**(1and2): 17-23.

Sibartie, S., Scully, P., Keohane, J., O'Neill, S., O'Mahony, J., O'Hanlon, D., Kirwan, W.O., O'Mahony, L. e Shanahan, F. 2010. Mycobacterium avium subsp. Paratuberculosis (MAP) como fator modificador na doença de Crohn. *Doenças Inflamatórias Intestinais* **16**(2): 296-304.

Singh , A.V., Chauhan, D.S., Kumar, A., Singh, P.K. e Singh, S.V. 2012. Potencial Ligação Etiológica e Associação entre Mycobacterium avium subespécie paratuberculosis e Doença de Crohné em Humanos. *Research & Reviews: A Journal of Immunology* 2(1): http://stmjournals.com/ index.php?journal=RRJoI&page=article&op=view&path%5B%5D=2240

Singh, A.V., Singh, S.V., Makharia, G.K., Singh, P.K. e Sohal, J.S. 2008. Presença e caraterização de Mycobacterium avium subespécie paratuberculosis em casos clínicos e suspeitos de doença de Crohn e na população humana saudável na Índia. *Revista Internacional de Doenças Infecciosas* **12**(2): 190-197.

Singh, K., Chandel, B.S., Dadawala, A.I., Singh, S.V., Chauhan, H.C., Singh, B., Agrawal, N.D., Gupta, S. e Chaubey, K.K. 2013. Incidência de Mycobacterium avium subespécie paratuberculosis na raça mehsana de cabras do norte de Gujarat usando testes múltiplos. *Avanços em Ciências Animais e Veterinárias* **1**(1): 28-31

Singh, P.K., Singh, S.V., Kumar, H., Sohal, J.S. e Singh, A.V. 2010. Aplicação diagnóstica da PCR IS900 utilizando sangue como amostra de origem para a deteção de Mycobacterium avium subespécie paratuberculosis em casos precoces e subclínicos de paratuberculose caprina. *Veterinary Medicine International* doi: 10.4061/2010/748621

Singh, P.K., Singh, S.V., Singh, A.V. e Sohal, J.S. 2008. Paratuberculose caprina em efectivos caprinos de explorações agrícolas e de agricultores: An assessment of prevalence in target tissues, comparison of culture, PCR and indigenous elisa kit and genotypes of Mycobacterium avium subspecies paratuberculosis. *The Indian Journal of Small Ruminants* **14**(2):211-217.

Singh, S.V., Naveen, K., Chaubey, K.K., Saurabh, G. e Rawat, K.D. 2013. Bio-presença da infeção por Mycobacterium avium subespécie paratuberculosis em explorações pecuárias indianas. *Research Opinions in Animal and Veterinary Sciences* **3**(11): 401-406.

Singh, S.V., Singh, A.V., Singh, P.K., Gupta, V.K., Kumar, S. e Vohra, J. 2007. Seroprevalência da paratuberculose em cabritos jovens utilizando o antigénio Mycobacterium avium subsp. paratuberculosis do "tipo Bison" em placas ELISA. *Small Ruminant Research* **70**(2-3): 89-92.

Singh, S.V., Singh, A.V., Singh, P.K., Sohal, J.S. e Mahour, K. 2010. Serovigilância da infeção por Mycobacterium avium subespécie paratuberculosis em animais domésticos no Norte da Índia utilizando um teste ELISA absorvido indígena. *Jornal de Investigação Laboratorial Avançada em Biologia* **1**(1):1-4.

Singh, S.V., Singh, A.V., Singh, R., Sharma, S., Shukla, N., Misra, S., Singh, P.K., Sohal, J.S., Kumar, H., Patil, P.K. e Misra, P. 2008. Sero-prevalência da doença de Johne bovina na população de búfalos e bovinos do Norte da Índia utilizando um kit ELISA indígena baseado no genótipo nativo Mycobacterium avium subespécie paratuberculosis "Bison type" de origem caprina. *Comparative Immunology, Microbiology and Infectious Diseases* **31**(5):419-433

Singh, S.V., Singh, P.K., Singh, A.V., Sohal, J.S., Kumar, N., Chaubey, K.K., Gupta, S., Rawat, K.D., Kumar, A., Bhatia, A.K. e Srivastav, A.K. 2014. Perfis de 'Bioload' e biótipo da infeção por Mycobacterium avium subespécie paratuberculosis na população de gado doméstico endémica para a doença de Johne: Um inquérito de 28 anos (1985-2013) na Índia. *Doenças Transfronteiriças e Emergentes* **61**(1):43-55.

Singh, S.V., Stephen, B.J., Singh, M., Gupta, S., Chaubey, K.K., Sachan, T.K., Sohal, J.S., Dhama, K., Mukartal, S.Y. e Hemati, Z. 2016. Comparação do recém-padronizado 'Teste de aglutinação do leite de látex', com 'ELISA do leite indígena' para triagem 'no local' de gado doméstico contra a infeção por Mycobacterium avium subsp. paratuberculosis. *Indian Journal of Biotechnology* **15(4)**:511-517.

Sleeman, J.M., Manning, E.J., Rohm, J.H., Sims, J.P., Sanchez, S., Gerhold, R.W. e Keel, M.K. 2009. Doença de Johne num veado de cauda branca em liberdade da Virgínia e subsequente vigilância do Mycobacterium avium subespécie paratuberculosis. *Journal of Wildlife Diseases* ***45***(1): 201-206.

Stau , A., Seelig, B., Walter, D., Schroeder, C. e Ganter, M. 2012. Seroprevalência de Mycobacterium avium subsp. paratuberculosis em pequenos ruminantes na Alemanha. *Small Ruminant Research* **105**(1-3): 361-365.

Stevenson, K., Alvarez, J., Bakker, D., Biet, F., De Juan, L., Denham, S., Dimareli, Z., Dohmann, K., Gerlach, G.F., Heron, I. e Kopecna, M. 2009. Ocorrência de Mycobacterium avium subespécie paratuberculosis em espécies hospedeiras e países europeus, com provas de transmissão entre animais selvagens e ruminantes domésticos. *BMC Microbiology* 9(1): 1-13.

Sweeney, R.W., 2011. Patogénese da paratuberculose. Clínicas Veterinárias: *Food Animal Practice* **27**(3): 537-546

Thrusfield, M. 2005. Veterinary Epidemiology, Blackwell Publishing, Oxford, Reino Unido.

Tortoli, E. 2003 . Impacto dos estudos genotípicos na taxonomia das micobactérias: as novas micobactérias da década de 1990. *Clinical Microbiology Reviews* ***16***(2): 319-354.

Verin, R., Perroni, M., Rossi, G., De Grossi, L., Botta, R., De Sanctis, B., Rocca, S., Cubeddu, T., Crosby-Durrani, H. e Taccini, E. 2016. Paratuberculose em ovinos: evidências histoquímicas, imunohistoquímicas e de hibridização in situ de transmissão in utero e pelo leite. *Investigação em Ciências Veterinárias* **106**: 173-179.

Windsor, P.A. 2014. Gestão de programas de controlo da linfadenite caseosa ovina e da paratuberculose na Austrália e a necessidade de vacinação persistente. *Medicina Veterinária: Research and Reports* **5**:11-22

Windsor, P.A. 2015. Paratuberculose em ovinos e caprinos. *Veterinary Microbiology* **181**(1-2): 161-169.

Windsor, P.A. e Whittington, R.J. 2010. Evidence for age susceptibility of cattle to Johne's disease (Evidência de suscetibilidade dos bovinos à doença de Johne por idade). *The Veterinary Journal* **184**(1):37-44

Windsor, P.A., Eppleston, J., Dhand, N.K. e Whittington, R.J. 2014. Eficácia da vacina G udair ™ para o controle da doença de Johne ovina em rebanhos que vacinam por pelo menos 5 anos. *Australian Veterinary Journal* **92**(7): 263-268.

Yadav, D., Singh, S.V., Singh, A.V., Sevilla, I., Juste, R.A., Singh, P.K. e Sohal, J.S. 2008. Pathogenic 'Bison-type'Mycobacterium avium subspecies paratuberculosis genotype characterized from riverine buffalo (Bubalus bubalis) in North India. *Imunologia comparada, microbiologia e doenças infecciosas* **31**(4): 373-387.

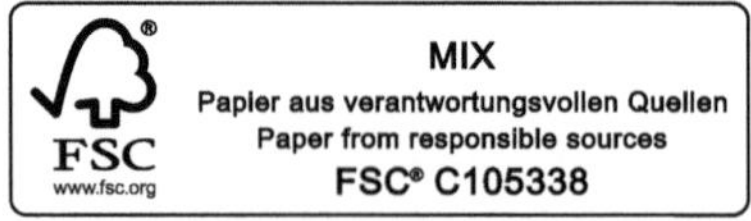

Printed by Books on Demand GmbH, Norderstedt / Germany